健康中国名医在身边丛书

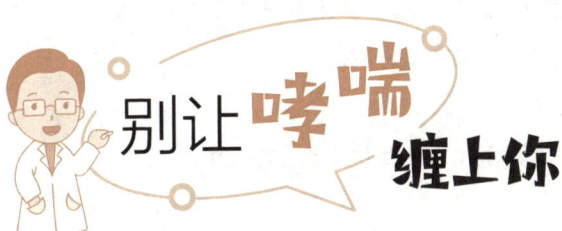
别让哮喘缠上你

韩云　范荣荣　主编

广东科技出版社
全国优秀出版社
·广州·

图书在版编目（CIP）数据

别让哮喘缠上你 / 韩云，范荣荣主编. -- 广州：广东科技出版社，2025.3. --（健康中国名医在身边丛书）. -- ISBN 978-7-5359-8404-3

Ⅰ. R562.2

中国国家版本馆 CIP 数据核字第 2024521Q8A 号

别让哮喘缠上你

Bie Rang Xiaochuan Chanshang Ni

出 版 人：	严奉强
策划编辑：	曾永琳
责任编辑：	王　珈
装帧设计：	友间文化
责任校对：	邵凌霞
责任印制：	彭海波　林记松
出版发行：	广东科技出版社
	（广州市环市东路水荫路11号　邮政编码：510075）
销售热线：	020-37607413
	https://www.gdstp.com.cn
	E-mail：gdkjbw@nfcb.com.cn
经　　销：	广东新华发行集团股份有限公司
印　　刷：	广州市彩源印刷有限公司
	（广州市黄埔区百合三路8号）
规　　格：	889 mm×1 194 mm　1/32　印张5.75　字数120千
版　　次：	2025年3月第1版
	2025年3月第1次印刷
定　　价：	49.80元

如发现因印装质量问题影响阅读，请与广东科技出版社印制室联系调换（电话：020-37607272）。

编委会

主　编：韩云　范荣荣

副主编：赖芳　张燕　麦彤　杨梓鸿

编　委：郑瑞端　徐伟璐　蓝嘉欣　张苏雅
　　　　周敏莹　李芷瑛　刘文婷　莫蕾
　　　　吴洁柔　王琴　罗镇才　李梦丽
　　　　曹旺梅　张丕润

前言

有一种病,总会在不经意间让你呼吸困难,不论你正忙于工作,还是游山玩水,哪怕是在睡梦之中,它都可能随时发作。它或许会跟着你一辈子,甚至危及生命,这种病就是支气管哮喘,简称哮喘,是一种常见的呼吸系统疾病。

难道我们就没有办法对付哮喘了吗?当然不是。通过科学的治疗和管理,哮喘是可以被有效控制住的,大部分人都可以和哮喘和平共处。但可惜的是,很多人对哮喘"只知其一,不知其二",甚至存在一些错误的认知,这导致很多人未能得到及时、有效的治疗,从而延误病情。

我们在临床工作中经常为这样的患者感到惋惜,这也是我们团队编写这本书的初衷。在编写这本书的过程中，我们参考了大量的医学文献和名家的临床经验，力求提供权威、实用、前沿的哮喘防治信息。这本书里并没有过多晦涩难懂的医学术语，我们采用的是图文并茂的表达方式，用生动有趣、通俗易懂的语言，为你介绍了一个不一样的"哮喘世界"。

那么，这本书究竟能为你带来什么呢？

首先，你能通过阅读本书成为一个哮喘"百事通"。我们从哮喘的基本概念入手，介绍了哮喘的发病原因、病理生理机制及临床表现，能够让你清晰地认识到哮喘并不可怕，从而更加客观地看待哮喘。同时，我们也介绍了诊断及治疗哮喘的相关知识，让你能够更加理解医生给出的治疗方案，增强治愈疾病的信心。此外，我们还介绍了哮喘控制情况的评估方法，让你可以通过对照简单的问卷进行自我评估。

其次，你能得到国医大师们的助力。这本书特别介绍了晁恩祥、洪广祥、王琦、朱良春四位国医大师的哮喘防治经验，你可以了解到常见的中医辨证论治方案和中医特色疗法。此外，我们还介绍了一些简单的药膳食谱，你可以从中找到适合自己的药膳方，体验中药与美食的完美融合，在日常饮食之中轻松调理身体。我们也希望你在这本书中可以感受到中医药在哮喘治疗中的独特价值,从而在治疗时能够有更多的选择。

最后,你能收获关于哮喘预防和康复的日常方法。我们介绍了如何通过改善生活环境、避免接触过敏原等方式来预防哮喘的发生;同时,我们也探讨了哮喘康复的方法和途径,尤其是自我管理的方法,包括合理饮食、适度锻炼等方面的详细建议,希望通过这些实用的指导,帮助你更好地控制病情,逐步恢复健康,提高生活质量。

话有千言,汇成一句:"控制哮喘,贵在坚持,贵在用心。"哮喘是一种需要长期关注和管理的疾病,需要我们共同努力。因此,我们希望本书不仅仅是一本科普读物,更是陪伴大家的实用宝典,让每一位读者都能从中受益,无论是哮喘患者还是关心他们的人。

成书不易,在此,我们衷心地感谢所有为本书付出辛勤努力的作者和编辑们,感谢晁恩祥国医大师传承工作室的支持。也感谢每一位读者的信任与关注,希望这本书能成为你们对抗哮喘的"好帮手",为你们的健康护航。愿我们共同努力,为哮喘患者带来更多的希望和光明。

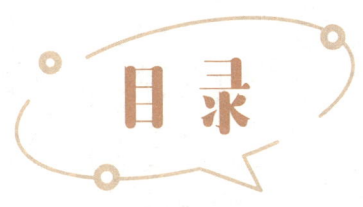

目录

第一章 亘古通今知哮喘

第一节　你认识哮喘吗 /2

第二节　哪些人容易得哮喘 /5

第三节　诱发哮喘的因素有哪些 /8

第四节　哮喘可以引发哪些危害 /13

第五节　我国哮喘现状是怎样的 /15

第二章 火眼金睛识哮喘

第一节　常见的哮喘类型有哪些 /18

第二节　常见的哮喘检测项目有哪些 /23

第三节　如何快速识别哮喘急性发作 /55

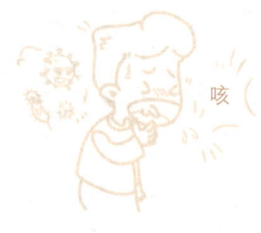

第三章
巧用妙招治哮喘

第一节　哮喘患者如何自评病情 /60
第二节　你需要了解哪些治疗小知识 /80
第三节　中医治疗哮喘有哪些好办法 /97

第四章
吃穿住行调哮喘

第一节　哮喘患者的饮食需要注意什么 /128
第二节　哮喘患者的生活起居需要注意什么 /133
第三节　哮喘患者的日常锻炼应怎么做 /138
第四节　哮喘患者如何做好情绪管理 /163

第五章
答疑解惑防哮喘

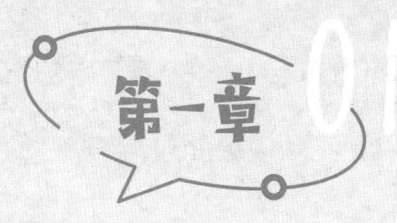

第一章

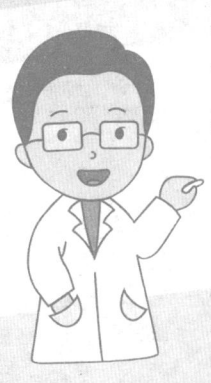

亘古通今知哮喘

第一节
你认识哮喘吗

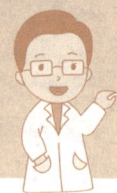

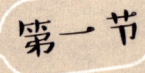

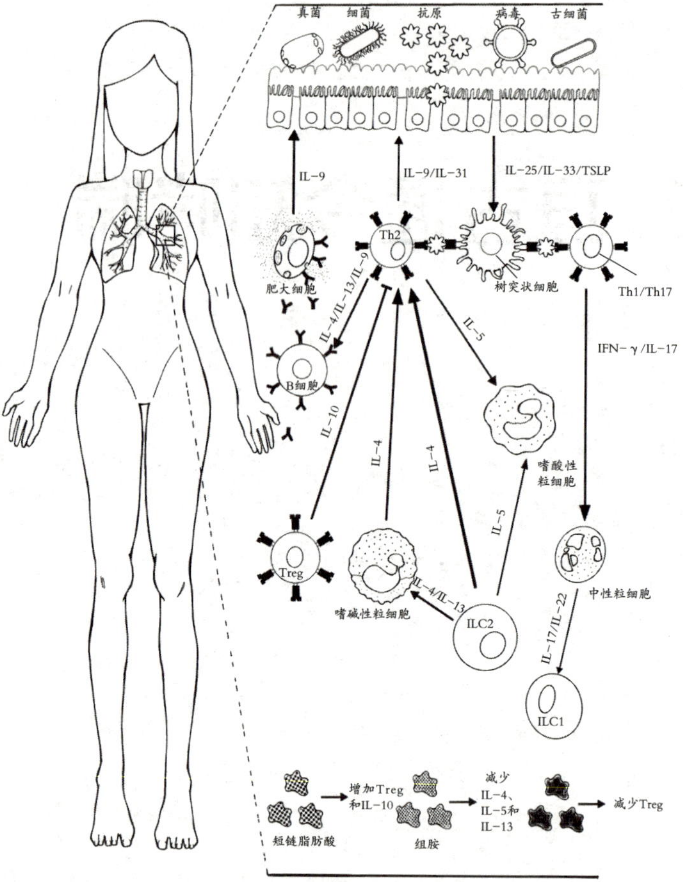

注：IL为白细胞介素；TSLP为胸腺基质淋巴细胞生成素；IFN为干扰素；ILC为先天淋巴细胞；Th为辅助性T细胞；Treg为调节性T细胞。

多种细胞和细胞组分参与的气道慢性炎症反应

支气管哮喘，简称哮喘。哮喘是由多种细胞（如嗜酸性粒细胞、肥大细胞、T淋巴细胞、中性粒细胞、气道上皮细胞等）和细胞组分参与的气道慢性炎症性疾

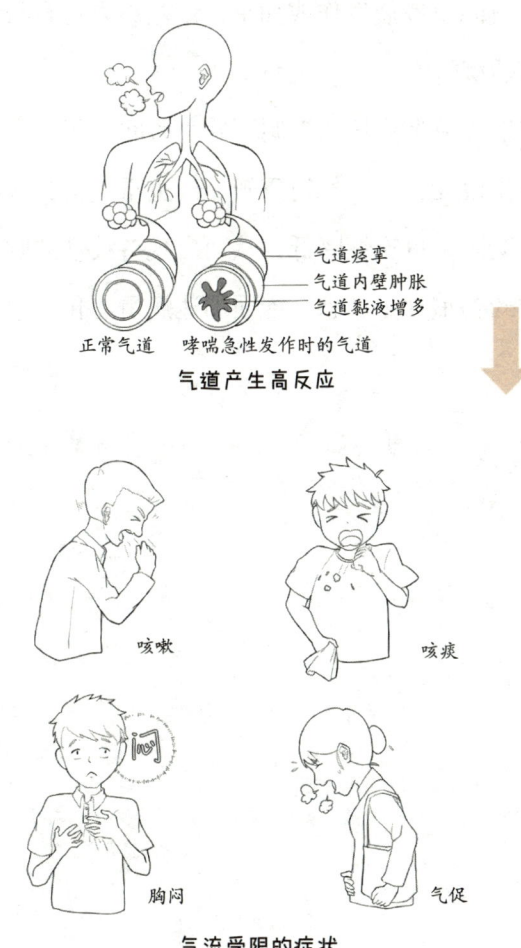

病。这种慢性炎症疾病会导致气道产生高反应,即气道受到刺激后会过度收缩,出现可逆性气流受限,从而引起反复发作的喘息、气促、胸闷或咳嗽等症状。这些症状常在夜间及凌晨发作或加重,多数患者可自行缓解或经治疗后缓解。

如果气道炎症长期控制不好,时间久了气道的结构也会发生改变,产生气道重塑。气道重塑会让哮喘患者的气流受限,可逆性降低,从而出现持续性的呼吸困难以及对药物治疗不敏感,继而加速病情恶化,增加死亡风险。

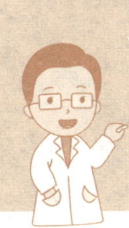

第二节 哪些人容易得哮喘

哮喘的发生受患者自身因素和环境因素的双重影响,自身因素包括遗传、体质、性别、年龄、肥胖等。

有过敏性疾病家族史的人

哮喘和多基因遗传有关,具有明显的家族聚集倾向。因此,如果家族中有人患有过敏性疾病,如哮喘、荨麻疹、过敏性鼻炎等,那么这个家族中其他人患哮喘的概率会更高,并且亲缘关系越近,概率越高。有研究统计发现,父母双方中有一人患有哮喘,其子女患哮喘的概率比普通人群高2~3倍;如果父母双方都患有哮喘,其子女患哮喘的概率比普通人群高4~8倍。

哮喘有遗传倾向,但不一定会遗传。一个人最终是否会患上哮喘,与其是否为过敏体质和所处环境中有无过敏原及诱发因素有关。

DNA
哮喘和多基因遗传有关

过敏体质的人

本身是过敏体质的人比一般人更容易得哮喘,过敏体质可表现为患有过敏性鼻炎、荨麻疹、湿疹等。

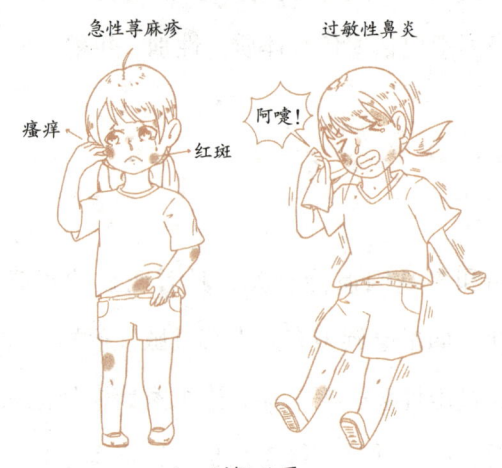

过敏体质

 ## 气道反应高的人

患有哮喘的人通常有气道高反应,表现为气道受到过敏原、刺激性气味、冷空气等因素刺激后,产生过强或过早的收缩反应,从而引起咳嗽、气促等症状。然而,有气道高反应的人并非都是哮喘患者。例如,长期吸烟或患者有病毒性呼吸道感染、慢性阻塞性肺疾病、过敏性鼻炎、支气管扩张等，也可能导致气道高反应。

小于15岁的男性和大于30岁的女性

性别、年龄与哮喘的发作有一定关系，男性多为早期发作型哮喘，女性多为晚期发作型哮喘。年龄小于15岁的男性和大于30岁的女性为哮喘发病的高危人群。

肥胖人群

肥胖是儿童和成人哮喘发作的重要危险因素，肥胖人群较非肥胖人群患哮喘的风险明显增加，并且肥胖哮喘患者的临床症状更严重，发作更频繁，生活质量下降更明显，而且对治疗药物的反应更差。

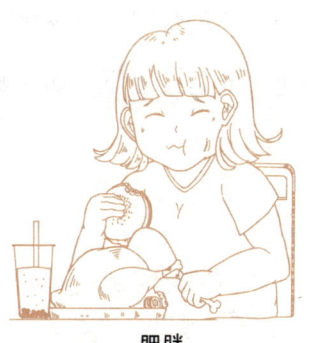

肥胖

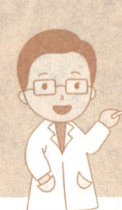

第三节
诱发哮喘的因素有哪些

哮喘患者在某些外界因素的触发下，可能会出现哮喘加重或急性发作。

 接触过敏原

接触过敏原是引起哮喘的一个常见因素。常见的过敏原包括：室内过敏原，如尘螨、家养宠物、真菌等；室外过敏原，如花粉（树花粉）和草粉（草类花粉）等，花粉常引起春季哮喘，草粉常引起秋季哮喘。食物也可能是过敏原，如牛奶、鸡蛋、海鲜等。另外，有些

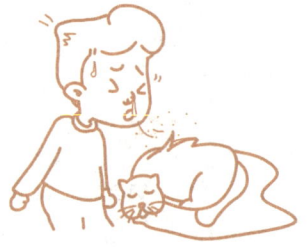

室内过敏原
（尘螨、家养宠物、真菌等）

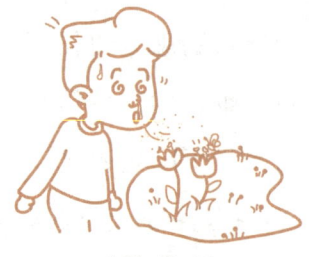

室外过敏原
（花粉、草粉等）

人在工作环境中可能会哮喘发作,但脱离工作环境后哮喘就会缓解,这是因为接触了职业性过敏原,常见的有谷物粉、动物皮毛等。

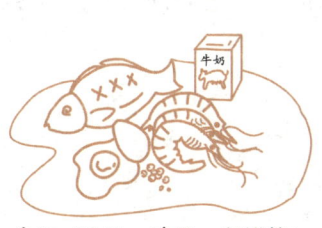

食物(牛奶、鸡蛋、海鲜等)

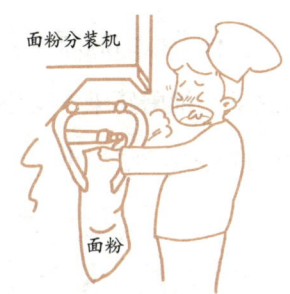

职业性过敏原
(谷物粉、动物皮毛等)

接触某些药物、食品添加剂

普萘洛尔、新斯的明、阿司匹林及疫苗等是常见的易引起哮喘发作的药物。食品中的添加剂如亚硝酸盐等,也可引起哮喘发作。

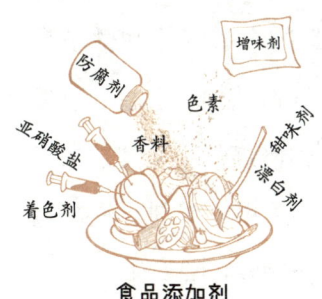

食品添加剂

药物
(普萘洛尔、新斯的明、阿司匹林、疫苗等)

呼吸道感染

各种类型的病原体会引起呼吸道感染,如常见的病毒感染、细菌感染、支原体感染等,它们都会诱发哮喘发作或导致哮喘加重。

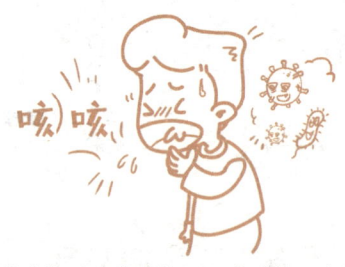

呼吸道感染(病毒感染、细菌感染、支原体感染等)

 ## 暴露在空气质量差的环境中

哮喘患者吸烟或被动吸烟都可能会诱发哮喘发作,这是因为香烟的烟雾中含有大量的有害气体和微小颗粒,这些物质进入呼吸道会损伤气道结构,引起气道炎症而诱发哮喘。另外,空气中若弥漫煤气[尤其是二氧化硫(SO_2)]、油烟、二手烟、杀虫喷雾剂、汽车尾气、工业排污等气体和颗粒,亦会诱发哮喘发作。

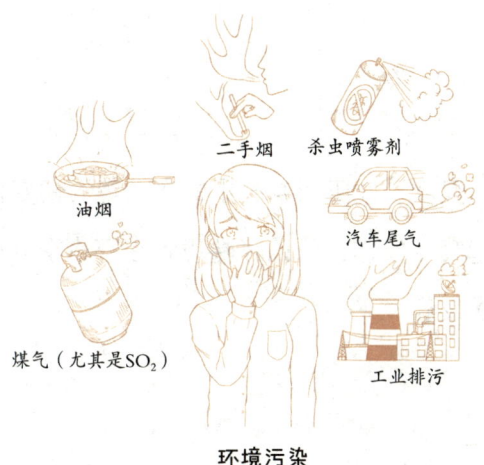

环境污染

精神因素

精神因素如紧张不安、情绪激动、焦虑等都会导致哮喘急性发作。

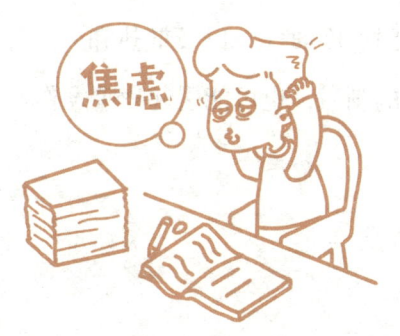

精神因素（紧张不安、情绪激动、焦虑等）

气候变化

气温、湿度、气压和空气中的离子等气候变化因素都可能引起哮喘发作,所以哮喘患者在寒冷季节和气候转变时较多发病。

生理变化

有些女性在月经期、妊娠期易出现哮喘发作,这种情况与内分泌功能的改变有关。

运动和过度通气

运动时因过度通气,以及散热和失水导致气道受干燥或冷空气的刺激,也可能引起哮喘发作。

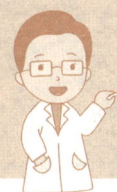

第四节 哮喘可以引发哪些危害

哮喘可以治好吗

对哮喘患者来说,首先必须明白哮喘是不能完全被治愈的。哮喘是气道慢性炎症性疾病,是需要通过长期规范用药治疗的。控制气道炎症,可以减少哮喘急性发作,降低对肺功能的损害和发生药物不良反应的风险。在良好的控制下,哮喘患者可以进行正常的生活、工作、学习等日常活动。

哮喘的并发症有哪些

如果治疗不规范,炎症可能会逐渐加重,气道会变得非常敏感,哮喘急性发作的次数就会增多,长此以往,容易导致气胸、纵隔气肿,痰液堵塞气道还会导致肺不张。对于有冠心病、高血压、糖尿病的老年患者,哮喘急性发作可导致原有疾病加重，甚至出现心律失常、猝死。患者在哮喘反复急性发作时，需要静脉滴注激素或长期口服激素，容易出现与使用激素相关的副作用，如糖尿病、骨质疏松症等。如果哮喘长期得不到良好控制，则会出现慢性阻塞性肺疾病、肺动脉高压和慢性肺源性心脏病等并发症，严重的会出现呼吸衰竭。

哮喘的合并症有哪些

　　大部分哮喘患者有合并症，调查结果显示，哮喘合并症依次为过敏性鼻炎、高血压、鼻窦炎、慢性阻塞性肺疾病、支气管扩张症、鼻息肉、睡眠呼吸暂停低通气综合征、焦虑症、骨质疏松症、脑血管病、抑郁症等。合并症会影响对哮喘的控制，医生在评估患者的哮喘病情时，需要对有无合并症进行评估，并在治疗哮喘的同时，积极改善哮喘合并症。

第五节 我国哮喘现状是怎样的

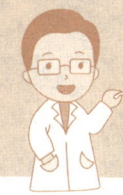

2021年5月4日是第23个世界防治哮喘日，王辰院士告诉我们一组惊人的数据：调查结果显示，我国20岁及以上人群哮喘患病率为4.2%，患者人数达4 570万，这4.2%仅指有喘憋症状的哮喘患者；20岁以下人群（儿童到青少年）中，喘憋症状型哮喘患者人数为1 500万或以上。因此，中国的喘憋症状型哮喘患者按保守估算约有6 000万。还有大量咳嗽变异性哮喘患者并未计入其中，因此，我国总的哮喘患者人数可能更多。

调查结果同时显示，我国20岁及以上的哮喘患者中有71.2%从未被医生诊断，只有5.6%接受了基本的糖皮质激素治疗。城区哮喘总体控制率为28.5%，21%的患者未得到有效控制，预计边远地区和基层医院的哮喘控制率更低。因此，在我国，哮喘是常见病、多发病，已经成为主要的、亟须认真面对和解决的公共卫生与医疗保健问题之一。

Tips：什么是"世界防治哮喘日"

世界防治哮喘日（World Asthma Day）是由世界卫生组织推出的一个纪念活动，定于每年5月的第一个周二，每年选定一个主题举办相关活动，目的是让人们了解哮喘，增强患者及公众对哮喘防治的认识。第一个世界防治哮喘日是如何产生的呢？据记载，在1998年12月11日西班牙巴塞罗那举行的第二届世界哮喘会议的开幕式上，全球哮喘防治创议委员会与欧洲呼吸学会代表世界卫生组织提出了开展世界防治哮喘日活动，并将当日作为第一个世界防治哮喘日。我国很多医疗单位在世界防治哮喘日会举行与哮喘相关的健康讲座、义诊、咨询等活动，哮喘患者可以通过关注医院的官方网站、公众号等得到信息，积极参与到活动中。2024年5月7日是第26个世界防治哮喘日，主题是"为哮喘患者健康教育赋能"，强调加强健康教育有助于解决哮喘防治面临的一系列关键问题。

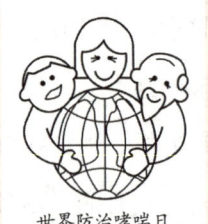
世界防治哮喘日

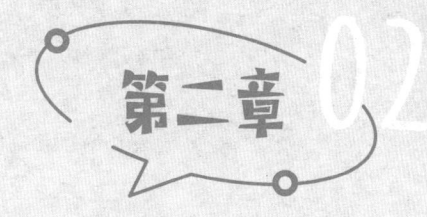

第二章

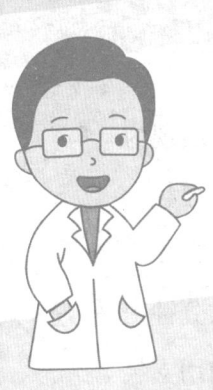

火眼金睛识哮喘

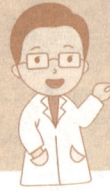

第一节 常见的哮喘类型有哪些

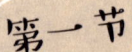 典型哮喘

典型哮喘大部分情况下在某种诱因下发作，表现为反复发作的喘息、气急，或同时有胸闷、咳嗽等症状。多数患者的发作具有季节性，发作时间主要集中在夜间或凌晨，白天轻、夜间重，起病迅速，往往在数分钟内即可发作，并且可以持续数个小时甚至数日。使用支气管舒张剂后可以缓解，也可以自行缓解，缓解期可能没有任何哮喘症状。

在典型哮喘的急性发作期，通过听诊器能听到双肺有哮鸣音，部分患者自觉喉间有类似"咻咻"的喘息声。如果需要明确诊断哮喘，还需要进行相关的检查，如支气管激发试验、支气管舒张试验等。如果支气管激发试验或支气管舒张试验结果呈阳性，即可确诊。

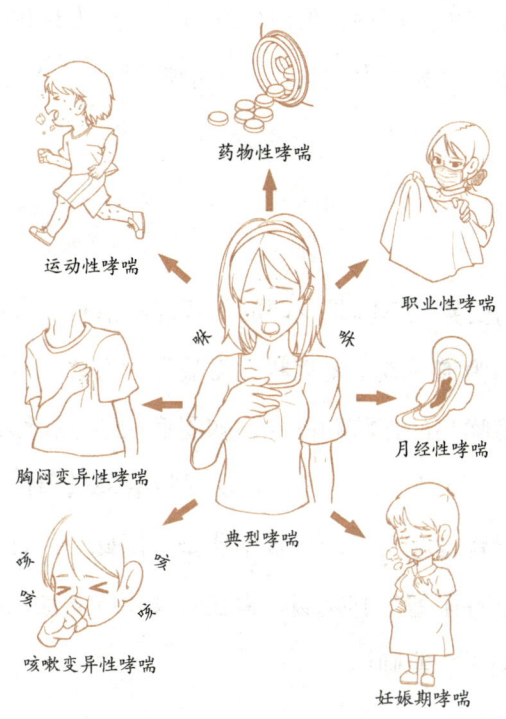

不同类型的哮喘

> **咳嗽变异性哮喘**

  咳嗽变异性哮喘是以咳嗽为唯一或主要症状的哮喘类型，其咳嗽特点为刺激性干咳，多在夜间发作，痰少或无痰，可能没有喘息、气急、双肺哮鸣音等典型哮喘的症状和体征。如果持续咳嗽时间大于8周，且支气管激发试验结果呈阳性，就可以确诊了。因为这种哮喘症状不典型，故称之为咳嗽变异性哮喘。

胸闷变异性哮喘

胸闷变异性哮喘是我国的学者沈华浩首先提出的，它以胸闷为唯一或主要症状，无喘息、气急、双肺哮鸣音等典型哮喘的症状和体征，胸闷症状通常持续或反复发作长达8周以上，支气管激发试验结果呈阳性。因为胸闷变异性哮喘患者的症状不典型，因此必须排除如冠心病、慢性阻塞性肺疾病、胃食管反流等其他疾病所引起的胸闷后才能确诊。

运动性哮喘

运动性哮喘通常在剧烈运动开始后6～10 min或运动停止后2～10 min发生，表现为出现胸闷、气短、呼吸困难、喘息等症状，肺部能听到明显的哮鸣音。症状一般在0.5～1 h内可逐渐缓解，少数严重患者可持续2～3 h。

药物性哮喘

药物性哮喘指使用的某些药物会诱发哮喘或使哮喘发作加剧，或无哮喘病史的患者在使用某些药物后发生哮喘，其中以阿司匹林类药物诱发的哮喘最为常见，也最为典型。

职业性哮喘

职业性哮喘指接触职业环境中的某些物质后引起的哮喘。典型表现为在工作期间或工作后出现咳嗽、喘息、胸闷等呼吸道症状，有的还会出现鼻塞、流涕等鼻炎或流泪、眼痒等结膜炎症状。这些症状往往在进入工作环境后出现，脱离工作环境后逐渐消失。

月经性哮喘

月经性哮喘的发作和加重与月经周期相关，在月经前期或月经期哮喘症状加重或肺功能下降，包括"月经前哮喘"和"月经期哮喘"2种。

 妊娠期哮喘

　　妊娠期哮喘也被称为妊娠合并哮喘,指在妊娠期哮喘急性发作或加重,常发生在妊娠第24~36周。

第二节 常见的哮喘检测项目有哪些

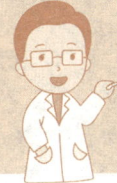

哮喘患者需要做过敏原检测吗

什么是过敏原检测

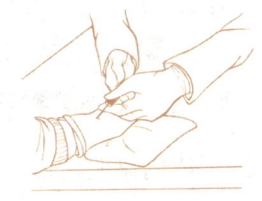

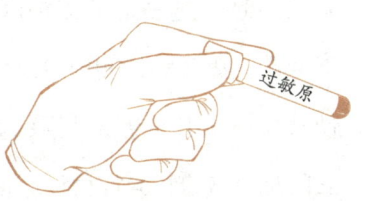

过敏原检测

哮喘是一种和过敏原密切相关的疾病,接触过敏原会诱发哮喘发作,频繁暴露于易接触到过敏原的环境中,哮喘也难以得到有效控制。进行过敏原检测可以初步筛查出被检查者对日常生活中最常接触、较容易引起过敏的一些物质是否过敏,从而指导日常生活起居,有意识地避免接触引起过敏的物质,达到防治哮喘的目的。因此,建议哮喘症状明显的患者进行过敏原检测,以明确病情。

过敏原检测是帮助患者找出使其过敏的致敏物的检测方法。目前，过敏原检测包括体内试验和体外试验2种，其操作方法及特点如下。

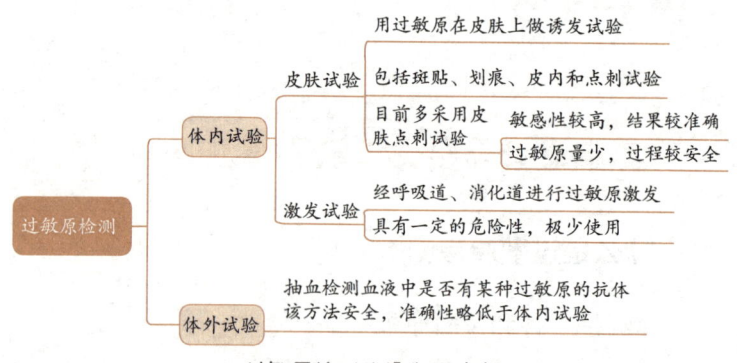

过敏原检测的操作及特点

由于体内试验可能会有引发过敏反应的风险，近年来已经越来越多地被体外试验所取代。体外试验较高的安全性、更多的检测项目及检测前无须停药等诸多优点，使其在临床中逐渐得到推广。在体外试验中，目前主要开展的是过敏原特异性免疫球蛋白E（IgE）抗体的检测。

做过敏原检测前需要注意什么

如果是进行皮肤点刺或斑贴等体内试验，需要停用抗组胺药3日以上。进行过敏原特异性IgE抗体的检测则无须停药，随时可做。

如何解读过敏原检测报告

简单来说,如果过敏原检测中某个项目的检测结果数值超过正常参考值,即为阳性结果,也就表明患者对该物质过敏的可能性大。数值越大,和过敏症状的关系就越密切。

在教大家详细解读报告前,必须告诉大家,目前的过敏原检测可检测的物质种类是有限的,而自然界中的过敏原成千上万,即使所有的检测项目结果均为阴性,依然不能完全排除有过敏性疾病的可能性。

接下来我们就以某医院的一份过敏原检测报告为例,与您一起学习如何解读过敏原检测报告。

过敏原检测报告(中国组合项目)

姓名:×××	科室:×××		条码号:××××××	标本状态:×××
性别:男/女	床号:×××		申请医生:×××	样本状态:静脉血
年龄:××	患者编号:××××××		检验项目:过敏原中国组合	样本备注:×××
NO.	项目名称	结果	参考值	单位
1	树组合(ts20)	×××	<0.35	kU/L
2	葎草(u80)	×××	<0.35	kU/L
3	鸡蛋白(f1)	×××	<0.35	kU/L

（续表）

NO.	项目名称	结果	参考值	单位
4	牛奶（f2）	×××	<0.35	kU/L
5	花生（f13）	×××	<0.35	kU/L
6	黄豆（f14）	×××	<0.35	kU/L
7	牛肉（f27）	×××	<0.35	kU/L
8	羊肉（f88）	×××	<0.35	kU/L
9	海鱼组合（fs33）	×××	<0.35	kU/L
10	虾（f24）	×××	<0.35	kU/L
11	矮豚草（w1）	×××	<0.35	kU/L
12	蟹（f23）	×××	<0.35	kU/L
13	交叉反应参照物（CCD）	×××	<0.35	kU/L
14	艾蒿（w6）	×××	<0.35	kU/L
15	尘螨组合（ds1）	×××	<0.35	kU/L
16	屋尘（h1）	×××	<0.35	kU/L
17	猫毛（e1）	×××	<0.35	kU/L
18	狗上皮（e2）	×××	<0.35	kU/L
19	蟑螂（i6）	×××	<0.35	kU/L
20	霉菌组合（ms1）	×××	<0.35	kU/L

过敏原检测报告（中国组合项目）解读

数值	过敏等级	结论
<0.35	0	没有检测到特定抗体，即为阴性结果
0.35～0.70	1	检出非常弱的抗体，提示机体存在一定的敏感性，但接触后通常不伴有临床症状

（续表）

数值	过敏等级	结论
>0.70~3.50	2	检出弱的抗体，提示机体存在敏感性，通常大量接触后会出现临床症状
>3.50~17.50	3	有明确的抗体被检出，通常临床症状也会出现
>17.50~50.00	4	检出强抗体，通常伴有临床症状
>50.00~100.00	5	高抗体滴度
>100.00	6	高抗体滴度
以上结果需结合症状共同判读，仅供临床医师参考		

上表中，过敏等级列为0级的为阴性结果，即对该物质不过敏的可能性大；1~6级均为阳性结果，即对该物质过敏的可能性大。数值越大，和过敏症状的关系就越密切。

基于这个前提，结果可以分几种情况进行讨论。

● 1. 阴性结果（数值＜0.35，过敏等级为0级）

在这种情况下，你可能对列出的20种过敏原并没有过敏反应，但仍然存在以下3种情况。

（1）曾经接触过且检测结果为阴性的物质，如小王平时经常喝牛奶，没有发生过敏反应，报告里也显示对牛奶的过敏原检测数值小于0.35，那么牛奶对于小王来说就是安全的食品，可以放心地喝。

（2）没有接触过且检测结果为阴性的物质，如家长给儿童增添牛羊肉或海鲜等新的食物品种时，先少量尝试3～5日，观察有无过敏反应。

（3）曾经接触过并发生过敏反应，但检测结果为阴性的物质，如小王吃虾时曾经出现过过敏反应，但检测结果显示对虾的过敏原检测数值小于0.35，这种情况下仍然考虑小王可能对虾过敏，需要暂时规避或极少量地尝试、观察。

● 2. 阳性结果（数值≥0.35，过敏等级为1～6级）

这种情况下需要考虑该物质就是被检查者的过敏原。要注意的是，过敏等级的大小并不代表病情或症状的严重程度，仅代表过敏症状发生的风险。

（1）曾经发生过过敏反应且检测结果为阳性的物质，建议暂时减少接触。若过敏症状较轻微，3～6个月后可重新少量接触并观察有无过敏反应；对于曾发生过严重过敏反应的物质，建议不接触，需要严格避免。

（2）无过敏反应，但检测结果为阳性的物质，若既往曾多次接触过该物质，在没有发生过敏反应的情况下，建议暂时减少接触，1~2周后再重新少量接触，密切观察有无过敏相关症状。

（3）未曾接触且检测结果为阳性的物质，建议暂时避免接触该物质。若确有必要进行接触，可在病情稳定后按过敏程度分级，由低到高依次少量尝试，密切观察有无过敏情况发生。

曾经吃海鲜过敏，为什么这次的检查结果为阴性

部分食物如海鲜、肉蛋、蘑菇、竹笋等，以及某些食品添加剂如酵母、柠檬酸等，均可以使机体产生与过敏反应非常相似的症状。但是这种反应并不是真正的过敏反应，它并不由IgE介导，所以做过敏原检测时会提示为阴性。

还有另外一种情况是，不新鲜的海鲜尤其是虾和螃蟹，本身就含有一些胺类物质。胺类物质可导致皮肤出现发红、瘙痒等类似过敏的症状，这种情况也不会引起IgE的升高，过敏原检测自然也是查不到的。

以上2种类似过敏的情况不是每次食用某物都会发

生反应，而且症状表现也轻重不一。但如果过敏原检测结果为阴性却多次食用虾蟹均有过敏反应，那还是建议将海鲜作为过敏原处理，日常生活中要尽量避免食用。

过敏原检测为阳性的物质，是不是需要终身避免接触

如果是既往经常接触、没有发生过敏反应，但检测结果为阳性的物质，可以根据过敏的分级暂时规避一段时间，3~6个月后重新少量接触并观察。对于过敏程度较低的物质，可以采用"轮替"或"替代"的方法。例如，如果对大米过敏（过敏等级为1~2），可以考虑1周吃1~2次米饭，中间以面食隔开，或直接用面食代替大米。

如果从来没有接触过该物质，可以暂时规避，按照食物过敏属性的强弱，先弱后强，逐一少量尝试。

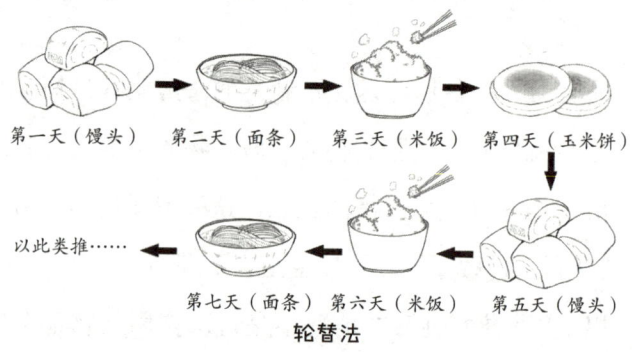

轮替法

如果是接触后发生严重过敏反应的物质，建议终身回避，不再接触。

过敏原检测项目全部为阴性，是不是说明不过敏

目前的过敏原检测中可检测的物质种类是有限的，一般医院的检查会列出常见的过敏原，如鸡蛋、牛奶、鱼虾蟹、尘螨、宠物毛发、花粉等，哮喘患者未必能在检查的几十项物质中发现自己的过敏原。所以对于哮喘患者来说，更重要的是观察每次哮喘发作时有无明显诱发因素，在回避后症状能否好转、哮喘是否稳定，通过实践去寻找诱发哮喘的因素，确定过敏原并避免接触。

哮喘患者为什么一定要做肺功能检查

什么是肺功能检查

肺功能检查是诊断哮喘和评估病情的重要手段，包括支气管舒张试验、支气管激发试验、肺通气功能及肺换气功能等检查，它通过对呼吸容量、流速、压力等的测定和呼吸气体成分的分析，判断肺的通气功能和换气

功能，从而了解呼吸系统的功能状态。肺功能检查是一种物理、无创的检查方法，对人体无辐射危害，具有敏感度高、可重复检测和患者易于接受等优点，对胸肺疾病诊断、病情严重程度评级、治疗效果和预后评估等具有重要的指导意义。

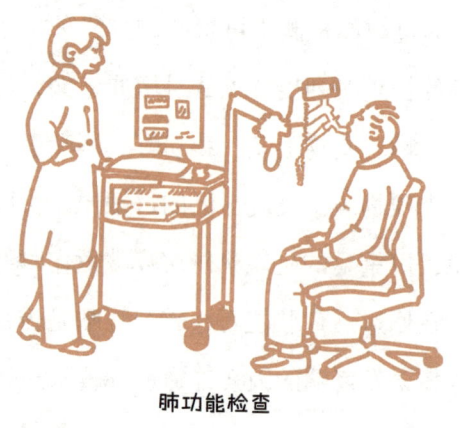

肺功能检查

🗒 肺功能检查的具体用途有哪些

● 1. 呼吸系统疾病的诊断和疗效评估

肺通气功能检查可用于慢性阻塞性肺疾病患者的诊断，并可对病情的严重程度进行评级；哮喘或慢性阻塞性肺疾病患者，经过一段时间的治疗，可以再次复查肺功能，以评估药物或其他治疗手段对肺功能的改善情况。

2. 手术前肺功能的评估

需要进行大手术，尤其是胸腹部手术的患者，手术前进行肺功能检查可以帮助医生判断并做好手术前准备，以保证手术过程中的氧供及麻醉安全。

3. 肺部疾病医学鉴定

随着社会的发展及相关健康知识的传播，职业病逐渐受到关注。肺功能检查可以为有职业性肺部疾病的工作者提供医学鉴定，如尘肺病患者因长期吸入有害粉尘而造成的肺纤维化，或纺织、皮革从业者因接触工作环境中某种致敏物质而诱发的职业性哮喘等，可以通过肺功能检查评定肺的损害程度，判断伤残等级，为职业病人群的维权求助提供鉴定依据。

4. 特殊职业者的肺功能评估

一些对身体素质要求高的职业，如航天员、消防员及高原工作者等，必须进行心肺功能检查。针对将要从事相关工作或进行危险活动的人，在高原、空间环境模拟器及水下等特殊环境或极端环境中开展心肺功能检查，可以提早发现相关的禁忌证，如心脏供血不足、心律失常等，这对保障相关人员的生命安全极其重要。

肺功能检查项目有哪些

1. 什么是肺通气功能

首先我们需要明白肺通气是什么。肺就像一个气球，我们吸气的时候就是给气球"打气"，呼气的时候就是给气球"放气"。完成吸气和呼气的过程就是我们所说的"肺通气"。

而肺通气功能检查就是通过检测进出肺部的气体量变化，评估气道通畅性以及气道的反应性。大多数肺部疾病的损害都可在肺通气功能检查中有所反映，是目前在临床上最为广泛采用的检查。它可以测量的指标包括最大自主通气量（MVV）、用力肺活量（FVC）、第1 s用力呼气容积（FEV_1）、第1 s用力呼气容积占用力肺活量百分比（FEV_1/FVC）以及呼气流量峰值（PEF）等。

FEV_1是指深吸气后，在第1 s内用力、快速呼出的气量，是判断肺通气功能是否受损最主要和最常用的指标。

FEV_1/FVC是判断气道是否阻塞最常用的指标。

PEF是指用力呼气时的最高流量,是反映气道通畅性与呼吸肌肉力量的重要指标,可以用呼吸峰流速仪测量,是哮喘患者进行自我管理的重要参考指标。

2. 什么是肺换气功能

把气体吸入肺内,仅是呼吸的第一步,气体进入血液中被身体组织利用,还需要通过气体的交换。肺功能中的弥散功能是常用的反映肺换气功能的指标,通过用力快速吸入一氧化碳(CO)直至最大限度,屏气10s后将气体快速呼出,就可以反映出肺弥散功能的强弱。这项检查可以用于对间质性肺疾病、肺血管疾病和肺气肿等的评估。

3. 什么是支气管激发试验

支气管激发试验是指通过吸入某种刺激物(通常是组胺、乙酰胆碱或高渗盐水等药物)诱发气道平滑肌收缩,以判断气道反应性是否增高,常用于哮喘患者的诊断。需要注意的是,同一患者对支气管激发试验的反应并非一成不变,哮喘患者在缓解期可能呈现阴性结果。对于有症状的患者,阴性结果对哮喘诊断有很好的排除价值。

支气管激发试验的做法是用5个浓度递增的激发剂让患者吸入，如果FEV_1下降到预计值的80%以下，即为阳性，可以终止检查；如果使用最高浓度的激发剂也没有呈现阳性，说明支气管敏感性不高，医生需要结合临床判断是否存在哮喘的可能。因此，对患者来说，此试验完成时间越短反而越需要警惕，这表示可能很快就测到阳性结果了。

● 4. 什么是支气管舒张试验

对于肺通气功能检查提示有气道阻塞的患者，支气管激发试验会进一步加重气道阻塞，存在一定风险，这种情况下可以选择支气管舒张试验。支气管舒张试验通过吸入支气管舒张剂（如沙丁胺醇、特布他林等）舒张气道平滑肌，如果堵塞的气道可以舒张到一定程度，达到阳性诊断标准，那么就认为患者的气道阻塞是可以逆转的，反之，气道堵塞是不可逆转的。在我们常见的呼吸系统疾病中，哮喘属于气道阻塞可逆的疾病，而慢性阻塞性肺疾病则属于气道阻塞不完全可逆的疾病。

肺功能检查前需要做什么准备

1. 停服相关药物

有些药物或因素会影响气道的舒缩功能和炎症反应,从而影响气道反应性,导致肺功能检查结果的可信度降低,因此,无论是诊断哮喘,还是评估用药后肺功能的改善情况,都需要在检查前停用相关药物,尽量避免干扰因素影响检查结果。由于不同药物的代谢周期不同,停用时间也不尽相同,被检查者需要提前告诉医生目前的用药情况,由专科医生判断具体的停药时间。下表是在肺功能检查前需要停服的药物及停服的时间要求,需要行肺功能检查的患者可以作为参考。

肺功能检查前需停服的药物及时间

药物类别	剂型	具体药物	停用时间/h
支气管舒张药	吸入型	沙丁胺醇 特布他林	8
		异丙托溴铵	24
		沙美特罗 福莫特罗 噻托溴铵 茚达特罗	48

（续表）

药物类别	剂型	具体药物	停用时间/h
支气管舒张药	口服型	氨茶碱	12
		茶碱缓释 盐酸丙卡特罗 盐酸班布特罗	24~48
糖皮质激素	吸入型	布地奈德 丙酸氟替卡松 二丙酸倍氯米松	12~24
	口服型	泼尼松 甲泼尼龙	48
复方制剂	吸入型	沙美特罗替卡松 布地奈德福莫特罗	48
	口服型	复方甲氧那明	72
抗过敏药	口服型	氯雷他定 马来酸氯苯那敏 赛庚啶 酮替芬	72
白三烯受体拮抗剂	口服型	孟鲁司特钠片	96

2. 避免影响肺功能的因素

检查当日禁止饮用可乐、咖啡、浓茶等；检查前2 h应避免大量进食；检查前4 h禁止吸烟；检查前4 h避免剧烈运动。

禁止饮用可乐、咖啡、浓茶　　适量进食

检查前4 h禁止吸烟　　检查前4 h避免剧烈运动

肺功能检查前准备

● ③. **提前进行吹气锻炼**

很多患者第一次进行肺功能检查时，都感到很难完成医生的要求，尤其是吹气时觉得气不够，这主要是因为没有掌握正确的呼吸方法。建议患者提前进行肺功能吹气锻炼，这样可以保证高质量地完成肺功能检查，提高检查结果的可信度，具体如下图示范。

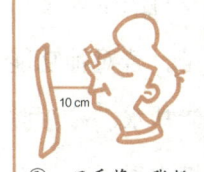 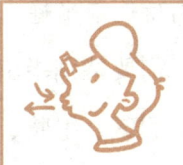 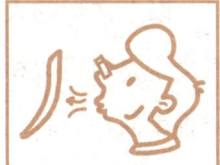

①一只手将一张纸放在嘴巴前10 cm左右，另一只手捏住鼻子或用夹子夹住鼻子，防止漏气。

②用口平静呼吸3～4次。

③用口深吸气，随即快速、用力（爆发力）吹气并持续6 s不中断，且能把纸吹动起来。

肺功能吹气锻炼

哪些人不能做肺功能检查

肺功能检查虽然是无创检查,但检查过程中需要和医生进行良好地配合以及用力呼气,所以并不适合所有人,以下情况属于肺功能检查的禁忌。①近3个月内发生过严重疾病,身体还处于较为虚弱的状态,如心肌梗死、脑卒中、休克等。②4周内出现过严重心功能不全、严重心律失常、不稳定型心绞痛、大咯血等疾患。③有高血压的患者在行肺功能检查的过程中,血压可能会升高,所以血压控制不佳(收缩压>200 mmHg或舒张压>100 mmHg)的患者禁行肺功能检查。④有主动脉瘤、严重甲状腺功能亢进,或处于癫痫发作期的患者,因肺功能检查对基础疾病影响较大,也需避免进行。

以上情形的人群需待病情平稳,经专科医生评估后再决定是否可以检查。需要特别指出的是,若对肺功能检查中所用药物如乙酰胆碱、组胺、高渗盐水、沙丁胺醇、特布他林、异丙托溴铵、氨茶碱、糖皮质激素等存在过敏现象,应在检查前详细告知医生,由医生判断能否进行肺功能检查。

肺功能检查报告单如何看

临床上我们最常接触到的肺功能检查项目共有3类，分别是通气试验、支气管激发试验与支气管舒张试验，我们通过看某些关键指标是否达标，从而判别这些试验结果是否异常。在进行肺功能检查前，医生会询问被检查者的年龄、身高、体重等，将这些信息输入检测仪器中，得出被检查者各项指标的预计值，然后将实际检查结果与预计值进行比较，即可判断是否达标。

接下来我们以实际的报告单为例，学习解读确诊哮喘的重要检查——支气管激发试验与支气管舒张试验的报告单。

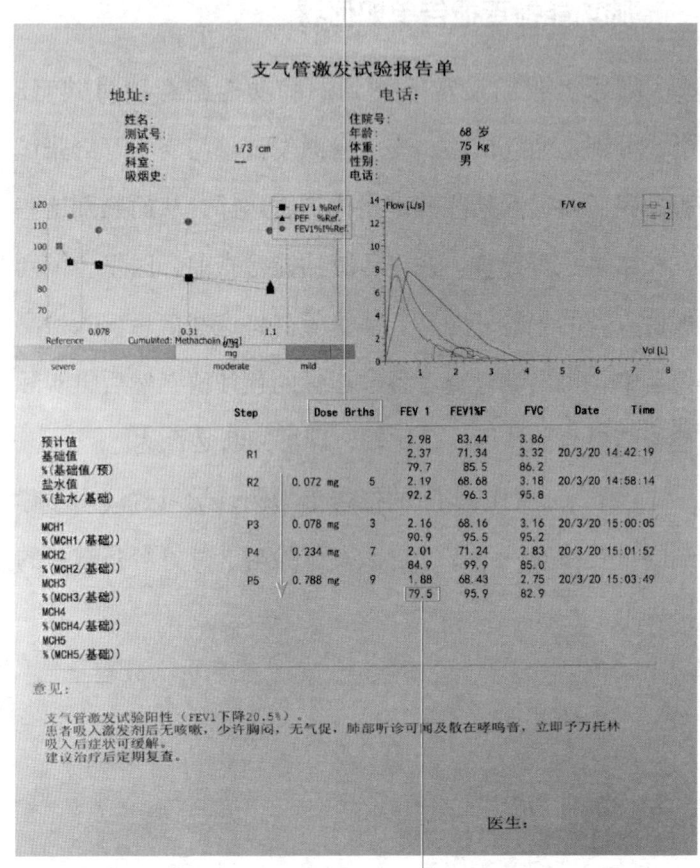

支气管激发试验报告单（1）

此列为吸入激发药物的剂量,逐步增加剂量

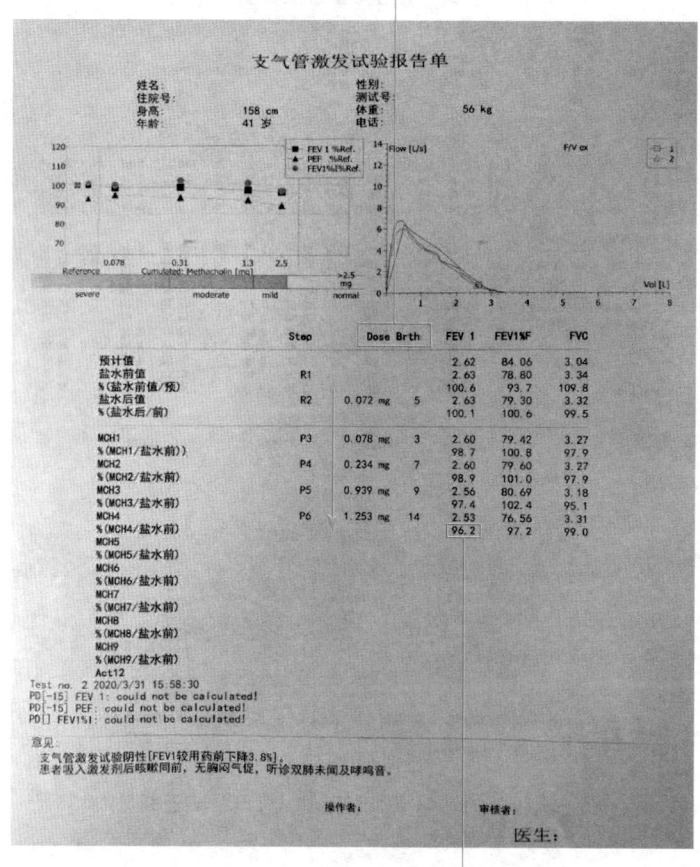

FEV$_1$下降了3.8%(<20%),支气管激发试验阴性

支气管激发试验报告单(2)

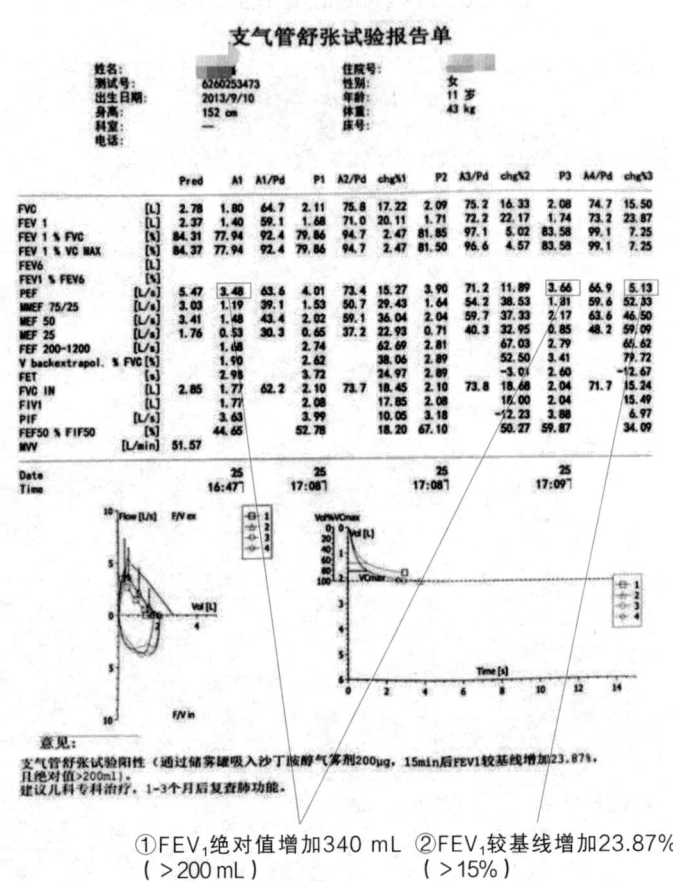

① FEV₁绝对值增加340 mL　②FEV₁较基线增加23.87%
（>200 mL）　　　　　　　（>15%）

注：①②同时符合，支气管舒张试验阳性。

支气管舒张试验报告单

PEF监测

什么是PEF

前面我们已经一起学习过,肺通气功能检测的指标FEV_1和PEF都可以反映气道阻塞的严重程度,是客观判断哮喘病情最常用的评估指标。PEF是反映呼吸功能的一项重要指标,意为当受试者用力吸气,吸到极点,直至不能再吸的时候开始用力呼气,在呼气过程中最初的100 ms能达到的最高呼气流速值。这个值主要反映了大气道的阻塞程度,连续监测对于判断哮喘的病情变化有很大的帮助。

FEV_1需要在医院用肺功能检查仪进行检测,而PEF可以用呼吸峰流速仪监测。呼吸峰流速仪体积小、操作简单、携带方便、性价比高,患者可自行购买,专人专用,大大降低了交叉感染的风险,更便于日常使用,因而被广泛应用于哮喘患者的自我管理中。目前市面上的呼吸峰流速仪主要分为机械式和电子式2种。机械式呼吸峰流速仪主要是通过呼气气流推动仪器上的滑杆游标,在相应刻度上标识出PEF测量值。电子式呼吸峰流速仪则通过不同的流量传感器测量PEF，并以电子数字显示结果。

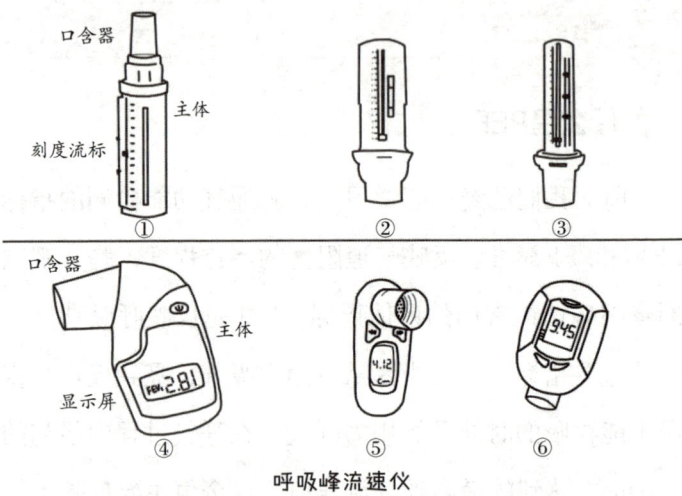

呼吸峰流速仪

注：①~③为机械式呼吸峰流速仪；④~⑥为电子式呼吸峰流速仪。

如何使用呼吸峰流速仪

呼吸峰流速仪使用步骤如下。

1. 第1步

使用前先校准仪器。在使用机械式呼吸峰流速仪前应试推游标，感受其移动是否顺畅，并转动呼吸峰流速仪，观察游标是否存在自行滑移的情况。电子式呼吸峰流速仪开机后，应先启动自检系统。当上述步骤出现问题时，应考虑呼吸峰流速仪故障，可及时更换仪器。

- 2. 第2步

受试者采用站立位或坐位，保持颈部中立位。使用前应更换口含器。对于机械式呼吸峰流速仪，需将游标调至"0"刻度处；对于电子式呼吸峰流速仪，需设定为待测状态。持握呼吸峰流速仪并保持水平位，使用机械式呼吸峰流速仪时，还要注意双手不要妨碍游标移动。

- 3. 第3步

用力深吸一口气，直到肺部充满气体、感觉不能再吸入为止。

- 4. 第4步

手持呼吸峰流速仪，将呼吸峰流速仪口含器放入口中，牙齿轻咬口含器，上下唇包紧口含器，注意舌头不要顶住吹气口，用力快速呼出肺内气体，一气呵成，中间不能吸气和停顿。

- 5. 第5步

移开呼吸峰流速仪，机械式呼吸峰流速仪采用水平位读取游标刻度，记录数值，并将机械式呼吸峰流速仪游标箭头拨回"0"刻度；电子式呼吸峰流速仪记录电子显示屏读数，或于应用程序（App）上获取数值，机器调零备用。

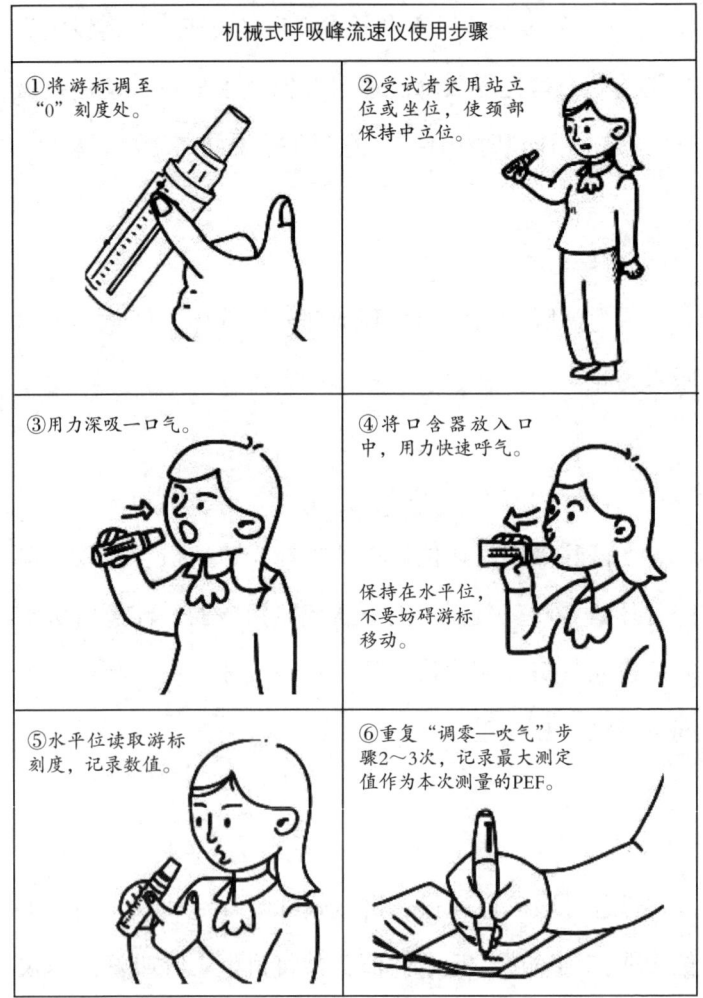

6. 第6步

重复"调零—吹气"步骤2~3次，记录最大测定值作为本次测量的PEF。

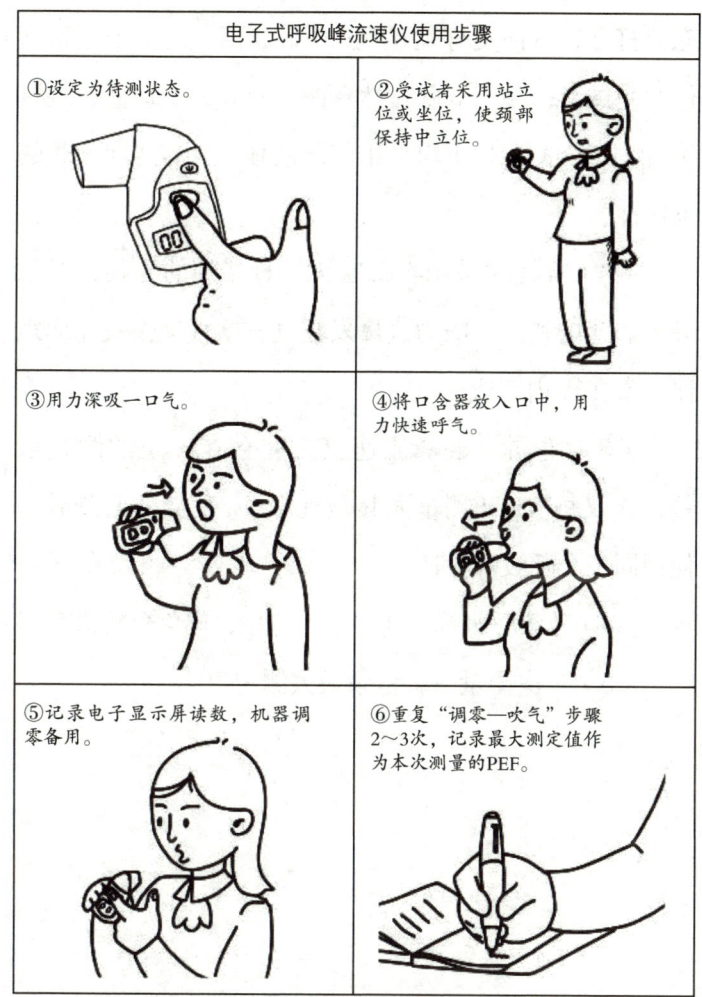

使用呼吸峰流速仪时需要注意什么

（1）测量时首选站立位，挺胸抬头，有助于胸廓充分打开，从而更好地达到PEF最高值。对于采用站立位的受试者，注意双膝自然弯曲，双脚贴于地面，腰背挺直。每次测量PEF均采用相同的体位，以保证PEF的可比性。

（2）吹气时采用类似吹灭生日蜡烛的方式，要用最快的速度和最大的力气爆发呼气，吹气动作快速而短促，常在1 s内完成。

（3）不同呼吸峰流速仪之间存在一定的测量误差，建议每次PEF测量尤其是进行PEF变异率监测时，使用同一个呼吸峰流速仪。

（4）建议呼吸峰流速仪个人专用，避免交叉感染。

（5）多次测量后，记录最大测定值。

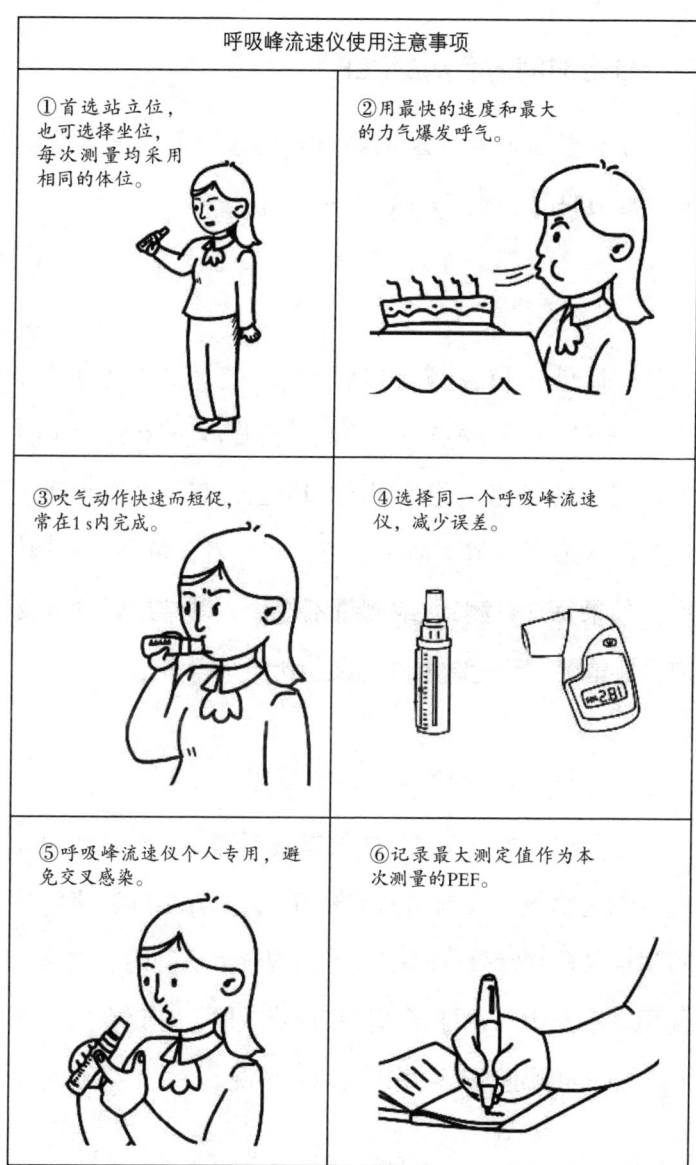

什么时间适合测量PEF

对于哮喘患者，定期测量并记录PEF是非常重要的。常用的记录时点有以下3种方式。

1. 昼夜检查

每日早、晚各测定1次PEF，或者早上（上午7点）、下午（下午4点）、傍晚（傍晚7点）和睡前（晚上10点）测定4次。正常人体PEF也会存在少许波动，通常清晨最低，睡前最高。工作较忙者，可每日只测2次。如果每日只测1次或测量不规律，其结果就难以反映真实情况，测量结果的意义相比要小得多。

2. 用药前后检查

可在吸入短效支气管扩张剂前后测定，或在使用哮喘控制药物数日或数周内监测PEF，来评估气道堵塞的可逆性及药物疗效。哮喘患者出现咳嗽、胸闷、气喘而使用哮喘药物，并打算评估短期疗效时，建议在用药前10～15 min测定PEF，并记录用药情况。

3. 依据症状检查

当患者出现咳嗽、气促、胸闷等症状时,可立即测量PEF,以判断症状加重与通气功能下降是否同步。当PEF下降至个人最佳值的80%或近期哮喘控制不佳时,注意警惕哮喘急性发作先兆,应及时干预,以减少哮喘急性发作。

如何完整、规范地记录PEF

将记录下来的PEF填在如下表格中,这样可以更直观地反映PEF波动的情况。在表格的最下方,还可以记录症状、用药情况以及当日的特殊事件(如大风降温、接触过敏原、情绪波动等)。这样就能形成一份比较完整的哮喘日记,有助于患者、患者家属和医生判断哮喘的严重程度、控制水平及治疗反应,总结和分析哮喘发作与治疗的规律,并据此选择和调整药物治疗方案。

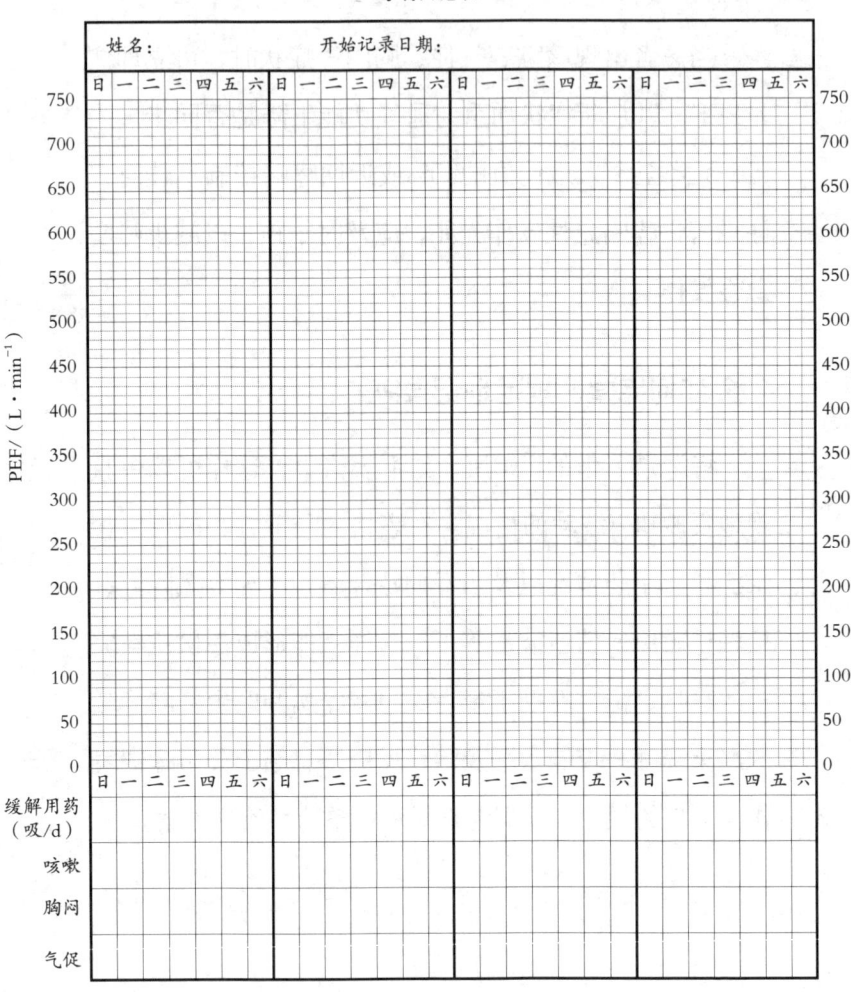

第三节 如何快速识别哮喘急性发作

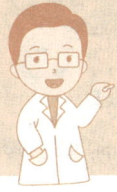

 哮喘急性发作及其先兆期是什么

哮喘急性发作是指喘息、气急、胸闷或咳嗽等症状突然发生或加重,并伴有呼气流量降低。哮喘急性发作时程度轻重不一,可在数小时或数日内突然出现病情加重,甚者可在数分钟内危及生命。

哮喘急性发作前常有某些征兆,最常见的先兆为胸闷、咳嗽、感冒样症状或过敏性鼻炎发作(如打喷嚏、鼻塞、流涕、咽痛、头痛),部分患者会感到疲倦,还有些患者表现为容易烦躁。

从先兆期到哮喘发作的时间间隔可能为几秒钟、几分钟甚至数日,但多数患者在数分钟内即可发作。在先兆期及时用药或采取防治措施,对控制哮喘发作非常有益。但并不是每一次哮喘发作都有先兆期,很多时候发作都是猝不及防的。

哮喘患者需要面对反复的急性发作，每次发作的严重程度是不同的。轻度发作可以自行缓解或用药后缓解，但是中重度发作进展迅速，甚至可能危及生命。所以哮喘患者如果能对病情进行比较准确的自我评估，就可以及时就医治疗。

哮喘急性发作时怎么判断其严重程度

哮喘急性发作时严重程度可分为轻度、中度、重度和危重4级。哮喘患者或其家属想要判断哮喘急性发作的严重程度，需做到"三看"——看呼吸，看神色，看意识。

1. 轻度

（1）呼吸在平静状态下比平时要急促；步行或上楼时觉得气短，容易出现上气不接下气的情况，有时能听到轻微的哮鸣音。

（2）神色可能伴有焦虑。

（3）意识正常。

● ② **中度**

（1）呼吸加快，可有三凹征。可以听到患者呼吸的时候有明显的哮鸣音；稍微活动一下就感觉气短，讲话常有中断，一句话要喘几口气才能说完。

（2）神色焦虑、烦躁不安，可能伴有轻微出汗。

（3）意识正常。

Tips：什么是三凹征

吸气时胸骨上窝、锁骨上窝和肋间隙出现明显凹陷，是呼吸困难的表现。

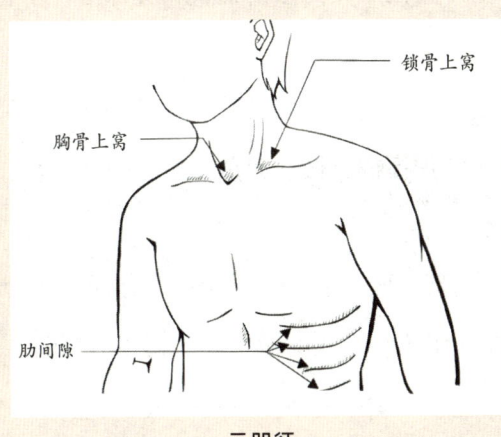

三凹征

3. 重度

（1）呼吸非常快，出现三凹征，休息时也有气短的感觉，坐着不动也喘得很厉害，没办法平躺下来，需要坐着或半卧，听诊时肺部能听到响亮、弥漫的哮鸣音；只能单字表达，说不出连续、完整的一句话。

（2）神色焦躁不安，大汗淋漓。

（3）意识模糊，非常疲惫，很容易睡着，但能拍醒交流。

4. 危重

（1）呼吸困难，无法讲话，胸腹部出现矛盾运动；哮鸣音减弱甚至消失。

（2）脸色惨白，口唇青紫，大汗淋漓。

（3）意识模糊，极度疲惫，无法正常对答，或者陷入昏迷状态。

通过观察呼吸、神色、意识3个方面，可以快速对哮喘急性发作的严重程度做出一个初步的判断。

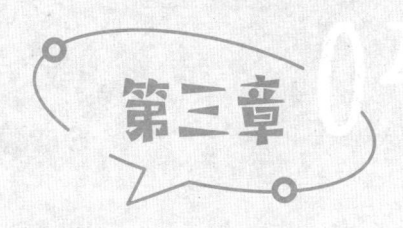

第三章

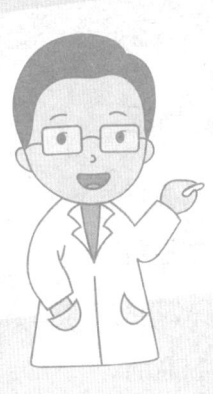

巧用妙招治哮喘

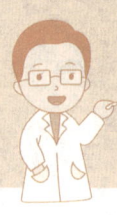

第一节 哮喘患者如何自评病情

使用小问卷评估病情

通过ACT问卷和ACQ问卷评估哮喘控制情况

目前，医学界最常用的哮喘控制情况评估工具为哮喘控制测试（asthma control test，ACT问卷）和哮喘控制问卷（asthma control questionnaire，ACQ问卷）。ACT问卷需要回忆近4周的症状表现，而ACQ问卷主要判断的是过去1周的哮喘控制情况。2个问卷都是通过回答问题后的总得分对患者的症状进行程度分级，最后以计算得分的方式来评估患者目前的哮喘控制情况。

如何使用ACT问卷评估病情

ACT问卷适用于成人及12岁以上的儿童。它对被测试者的肺功能没有要求，并且简便、易操作，方便在家中进行自我测评。具体测评步骤如下。

第1步：对照ACT问卷，对每个问题进行评分。

第2步：将每一题的分数相加得出总分（ACT分值）。

第3步：对照ACT日常管理决策表的相应ACT分值项，得出病情评估结果。

ACT问卷

问题	1分	2分	3分	4分	5分	分值
1.过去4周内，在工作、学习或家中，有多少时候哮喘会妨碍您进行日常活动	所有时间	大多数时间	有些时候	极少时候	没有	
2.过去4周内，您有多少次呼吸困难	每日不止1次	每日1次	每周3~6次	每周1~2次	完全没有	
3.过去4周内，因为哮喘症状（喘息、咳嗽、呼吸困难、胸闷或疼痛），您有多少次在夜间醒来或早上比平时早醒	每周4个晚上或更多	每周2~3个晚上	每周1次	1~2次	没有	
4.过去4周内，您有多少次使用急救药物治疗（如沙丁胺醇）	每日3次以上	每日1~2次	每周2~3次	每周1次或更少	没有	

（续表）

问题	1分	2分	3分	4分	5分	分值
5.您如何评估过去4周您的哮喘控制情况	没有控制	控制很差	有所控制	控制良好	完全控制	
总分						

ACT日常管理决策表

ACT 分值	管理建议
25分	祝贺您！在过去的4周内，您的哮喘控制得非常好。您没有哮喘症状，您的生活也不被哮喘所限制。如果情况有变化，请联系您的医生
20~24分	接近目标！在过去的4周内，您的哮喘控制良好，偶有发作但并不影响您的日常生活。定期与您的医生见个面，或许可以帮助您更好地控制哮喘
16~19分	在过去的4周内，您的哮喘控制情况不佳，哮喘的发作已经让您觉得有些苦恼，请咨询医生，调整您当前的用药方案
5~15分	在过去的4周内，您的哮喘控制情况并不理想，哮喘的发作已经较为严重地影响到您的生活质量，请尽快就诊，根据医生的指导调整用药

儿童哮喘控制测试——C-ACT

对理解力不足的哮喘儿童，我们应该如何评估呢？别急，我们还有儿童版的ACT问卷。儿童版的ACT问卷又称C-ACT问卷（childhood asthma control test），主要面向4岁以上、12岁以下的儿童。这份问卷分为2个部分，需要家长和小朋友共同完成，完成后计算出得分，再根据得分由C-ACT日常管理决策表做出决策。

第1步：小朋友自己独立完成1~4题。

第2步：家长完成5~7题。切记，不要让孩子的答案影响您的选择，答案没有对错之分，按照您的观察来回答即可。

第3步：将1~7题的分数相加，得出总分。

第4步：对照C-ACT日常管理决策表，根据目前的病情，做出日常管理决策。

C-ACT问卷（儿童部分）

问题	0分	1分	2分	3分	分值
1.今天你的哮喘怎么样	很差	差	好	很好	
2.当你在运动的时候，哮喘对你来说是一个多大的问题	这是一个大问题，我不能做我想做的事	这是一个小问题，我不喜欢它	这是一个小问题，但我能应付它	没问题	
3.你会因为哮喘而咳嗽吗	会，一直都会	会，大部分时候会	会，有时候会	从来不会	

（续表）

问题	0分	1分	2分	3分	分值
4.你会因哮喘而在夜里醒来吗	会，所有时间都会	会，大部分时候会	会，有时候会	从来不会	

C-ACT问卷（家长部分）

问题	0分	1分	2分	3分	4分	5分	分值
5.在过去的4周内，您的孩子有多少日在日间有哮喘症状	每日	19~24日	11~18日	4~10日	1~3日	没有	
6.在过去的4周内，您的孩子有多少日因为哮喘而在白天出现喘息声	每日	19~24日	11~18日	4~10日	1~3日	没有	
7.在过去的4周内，您的孩子有多少日因为哮喘而在夜里醒来	每日	19~24日	11~18日	4~10日	1~3日	没有	

C-ACT日常管理决策表

C-ACT 分值	管理建议
≥22分	您的孩子的哮喘症状已得到良好控制，请继续在医生的指导下坚持用药或逐渐停药
20~21分	您的孩子的哮喘症状已得到部分控制，请注意他/她的症状变化情况，按时、规律用药
≤19分	您的孩子的哮喘症状未得到有效控制，请及时带他/她去找医生更改用药策略

哮喘控制问卷——ACQ

ACQ问卷可用于5岁以上的哮喘患者,需要和临床医生共同完成。

第1步:对问卷中的7个问题进行回答。

第2步:回答完毕后取平均分(总得分除以问题数量,结果保留小数点后2位)。

第3步:对照ACQ问卷管理决策表,评估目前的病情,做出日常管理决策。

ACQ问卷

问题	0分	1分	2分	3分	4分	5分	6分
1.平均来说,在过去1周内,您有多少次因哮喘而在夜间醒来	从来没有	几乎没有	少数几次	有几次	许多次	绝大多数时间	因哮喘而无法入睡
2.平均来说,在过去1周内,当您早上醒来时,您的哮喘症状有多严重	无症状	很轻微的症状	轻微的症状	中等程度的症状	较严重的症状	严重的症状	很严重的症状

（续表）

问题	0分	1分	2分	3分	4分	5分	6分
3.总体来说，在过去1周内，您的日常活动因哮喘受到何种程度的限制	无任何限制	很轻微地受限制	轻微受限制	中等程度受限制	很受限制	极度受限制	完全受限制
4.总体来说，在过去1周内，您因为哮喘而呼吸困难吗	没有呼吸困难	很少呼吸困难	有些呼吸困难	中等程度的呼吸困难	较严重的呼吸困难	很严重的呼吸困难	非常严重的呼吸困难
5.总体来说，在过去1周内，您有多少时候出现喘息	没有	几乎没有	有些时候	经常	许多时候	绝大部分时间	所有时间
6.平均来说，在过去1周内，您每日使用多少次（喷）短效支气管舒张剂（如硫酸沙丁胺醇吸入气雾剂）	没有	1~2喷	3~4喷	5~8喷	9~12喷	13~16喷	16喷以上

(续表)

问题	0分	1分	2分	3分	4分	5分	6分
7.该项由临床工作者完成：FEV_1占预计值的百分比是多少（支气管舒张剂使用前FEV_1值/FEV_1预计值）	>95%	95%~90%	<90%~80%	<80%~70%	<70%~60%	<60%~50%	<50%

ACQ问卷管理决策表

ACQ 分值	管理建议
<0.75分	恭喜您！哮喘已得到完全控制，继续坚持，再接再厉
0.75~1.50分	您的哮喘控制良好，可以择期到医院复查，注意避免会诱发哮喘发作的因素
>1.50分	对不起，您的哮喘没有得到控制，建议立即到医院进行诊治，调整用药方案

利用PEF评估病情

前面我们已经一起学习过，肺通气功能的指标FEV_1和PEF可以反映气道阻塞的严重程度，是客观判断哮喘病情最常用的评估指标。我们通常可以选择到医院进行肺功能检查或使用呼吸峰流速仪进行测量。呼吸峰流速仪携带方便、操作简单，可以居家自我监测PEF，是哮喘患者日常监测使用的首选工具。

如何通过PEF判断哮喘的控制程度

1. PEF正常预计值

PEF正常预计值表示患者应具备的肺功能的正常预计值。正常预计值受年龄、身高、体重、性别等多因素影响。钟南山教授等人建议的正常PEF计算公式如下[A：年龄（岁）、H：身高（cm）]：

（1）18岁及以上成人：

男性：PEF（L/min）=$75.6+20.4 \times A-0.41 \times A^2+0.002 \times A^3+1.19 \times H$。

女性：PEF（L/min）=$282.0+1.79 \times A-0.046 \times A^2+0.68 \times H$。

（2）18岁以下青少年及儿童：

男孩：PEF=$5.29 \times H-427.1$。

女孩：PEF=$4.94 \times H-399.8$。

2. PEF个人最佳值

测定PEF个人最佳值应与医生共同进行。一般认为，在哮喘控制2周以上、没有任何哮喘症状且患者自我感觉良好的情况下，认真测量2周所得的PEF最高值即为个人最佳值。

3. PEF占预计值%

PEF占预计值%表示患者现在的PEF实测值占PEF正常预计值的百分比，此可判断哮喘患者目前的大气道阻塞情况。通常该值≥80%时，属于正常范围。

PEF占预计值%的计算公式：

$$\text{PEF占预计值\%} = \left(\frac{\text{PEF实测值}}{\text{PEF预计值}}\right) \times 100\%。$$

4. PEF变异率

PEF变异率计算公式：

$$\text{PEF变异率} = \frac{\text{PEF最高值} - \text{PEF最低值}}{(\text{PEF最高值} + \text{PEF最低值}) \div 2} \times 100\%。$$

根据目的的不同，我们可以将纳入的时间段灵活变换，以此计算PEF昼夜变异率、PEF日变异率、PEF周变异率，以及用药前后的PEF变异率等。

如何通过PEF评估病情

计算完以上4个指标后，可以对照下表，评估哮喘的控制情况、指导诊治和用药方案。

PEF情况与哮喘管理建议

PEF 情况	管理建议
PEF超过个人最佳值（或预计值）的80%，变异率在20%以下	恭喜您，目前的哮喘病情控制良好，症状稳定，暂时没有呼气气流受限的表现，可按照常规治疗方案用药
PEF处于个人最佳值（或预计值）的60%~79%，变异率波动于20%~30%之间	您可能处于哮喘发作先兆期，存在着轻度至中度呼气气流受限，请密切关注病情变化，定期前往呼吸专科复诊，及时调整用药
PEF低于个人最佳值（或预计值）的60%，变异率超过30%	您可能存在着重度呼气气流受限，极其容易出现哮喘急性发作，甚至在安静状态下出现咳喘症状，活动受限，影响工作及生活，请立即前往医院就诊，增加或调整用药，强化治疗力度
当出现症状时应该加测PEF。PEF下降至个人最佳值的80%或变异率大于20%	提示处于哮喘急性发作先兆期或哮喘控制不佳，应及时到呼吸专科复诊，调整方案，降低哮喘急性发作的概率

分析检验结果并评估病情

检测呼出气一氧化氮（FeNO）的含量

1. 什么是FeNO

一氧化氮（NO）是一种气体分子，由人体产生，在炎症发生时明显升高，与嗜酸性粒细胞炎症相关。在以嗜酸性粒细胞炎症为主的哮喘患者中，FeNO能够量化气道炎症反应的水平，因此是一种较为重要的哮喘炎症标志物。

FeNO检测具有无创、简单、安全、可重复测量等优点，可应用于包括婴幼儿在内的各年龄段儿童，目前在临床中得到越来越广泛的应用。

2. FeNO检测有何作用

FeNO检测不仅有助于哮喘的诊断，还能预测激素对哮喘的治疗效果，并评估哮喘的治疗效果。对于儿童，我们一般将FeNO值划分为低水平（$<20\times10^{-9}$）、中水平 [$(20\sim35)\times10^{-9}$]、高水平（$>35\times10^{-9}$）3个等级。对于成年人，则将FeNO值划分为低水平（$<25\times10^{-9}$）、中水

平 [（25~50）×10^{-9}]、高水平（>50×10^{-9}）3个等级。

（1）辅助哮喘的诊断。

如果患者检测出的FeNO值处于低水平，那么该患者患有哮喘的概率不高；如果处于中水平，说明该患者的气道比较敏感，有患哮喘的可能性；如果处于高水平，则提示该患者患有哮喘的概率比较高。

（2）预测激素治疗哮喘的效果。

对于已经确诊哮喘的患者，如果检测出的FeNO值处于低水平，那么该患者使用激素治疗的效果可能不佳；如果处于中水平，提示使用激素治疗的效果一般；如果处于高水平，提示使用激素治疗的效果可能很好。

（3）评估激素治疗哮喘的效果。

对于已经开始吸入激素治疗的哮喘患者，可从2种情况进行分析。

第一种情况，患者仍有咳嗽、气促等哮喘症状，但检测出的FeNO值处于低水平，则提示该患者可能不是哮喘，或者患有哮喘的同时合并有其他的疾病。如果检测出的FeNO值为中水平或高水平，则提示该患者的气道炎症控制不佳，患者要配合医生一起找出原因，通常为以下原因：持续暴露在过敏原中、吸入激素的量不足或不规范、治疗效果不佳。

第二种情况，患者已经没有哮喘症状，检测出的FeNO值处于低水平，说明该患者的气道炎症控制得很好，可以尝试减少激素用量。如果FeNO值处于中水平，说明该患者目前吸入的激素用量合适，可以继续使用。如果FeNO值处于高水平，可能是以下几种情况：该患者持续暴露在过敏原中、吸入激素的量不足或不规范、治疗效果不佳。需要注意的是，如果因为没有症状而减少或停止用药，可能导致病情复发。

3. FeNO测定需要注意什么

（1）FeNO测定结果受多种因素的影响，单独1次FeNO的测定可能存在一定的偏差，连续测定、动态观察FeNO变化的临床价值更大。

（2）检查禁忌：

检查前4 h内禁酒。

检查前2 h内禁止食用含有硝酸盐的食物（如肉类罐头、肉制品、腌制食物）。

检查前1 h内禁水、禁食、禁烟，避免剧烈运动。

检查前1 h不要做肺功能检查。

检查前4h内禁酒

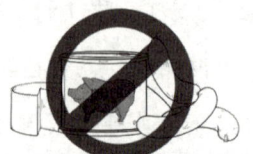
检查前2h内禁止食用含有硝酸盐的食物(如肉类罐头、肉制品、腌制食物)

检查前1h禁水

检查前1h禁食

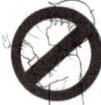
检查前1h禁烟

检查前1h避免剧烈运动

检查前1h不要做肺功能检查

FeNO检查禁忌

诱导痰嗜酸性粒细胞计数

哮喘患者的气道慢性炎症常与嗜酸性粒细胞相关。想要量化这种炎症的严重程度,除了上述"吹气"测量FeNO值的方法以外,还有一种用痰进行检测的方法。

这项检验叫"诱导痰嗜酸性粒细胞计数",要完成这项检查,需要患者雾化吸入高渗盐水(可理解为浓盐水),刺激气道分泌痰液,再由专业人员取标本送检。这种方法具有直接、无创、简单安全、重复性较好等优点,痰中检出的炎性细胞和炎症介质可以确切反映目前气道炎症的情况。该项检查既可以作为评价哮喘严重程度的工具，也可以作为评估糖皮质激素治疗反应性的敏感指标。

外周血嗜酸性粒细胞计数

除了取诱导痰作为标本外，血常规也可以提供身体内嗜酸性粒细胞增多或减少的证据。血常规显示嗜酸性粒细胞计数增高超过3%时，提示气道炎症与嗜酸性粒细胞密切相关。

"书面哮喘行动计划"评估哮喘急性发作

"书面哮喘行动计划"是我国学者参考国外书面哮喘行动计划并结合我国的实际情况制订的，主要由治疗目标、每日服用的药物及服药时间、哮喘发作时采取的措施等内容构成，患者可以与医生一起制订成人哮喘行动计划。该计划主要根据症状和（或）PEF划分为3个区，用红色、黄色、绿色加以区分，并对不同区域的药物使用、治疗给出指引，从而帮助患者在哮喘发作时迅速做出决定。下页为成人哮喘行动计划表的样本。

"You can control your asthma（你可以控制你的哮喘）"，这是2007—2016年世界防治哮喘日的口号。哮喘是一种气道慢性炎症性疾病，绝大部分患者的病情可以被控制在稳定范围内。据调查，国内外许多运动员患有哮喘，在控制良好的状态下，哮喘不会影响日常生活，运动员们甚至可以在奥运会上争金夺银。

知己知彼，方能百战百胜。控制哮喘，贵在坚持，贵在用心。

成人哮喘行动计划表（样本）

基本信息

姓名：＿＿＿＿＿＿＿＿＿＿
性别：＿＿＿＿＿＿＿＿＿＿　　PEF个人最佳值：＿＿＿＿＿＿L/min
年龄：＿＿＿＿＿＿＿＿＿＿岁　PEF预测值：＿＿＿＿＿＿L/min
身高：＿＿＿＿＿＿＿＿＿＿cm
体重：＿＿＿＿＿＿＿＿＿＿kg

我感觉很好	请坚持每天使用控制药物，预防哮喘发作		
	药物名称	用法用量	疗程
☐ 呼吸通畅 ☐ 无咳嗽或喘息 ☐ 夜间睡眠安稳 ☐ 能够正常进行日常活动 ☐ PEF实测值大于80%预计值	1.布地奈德福莫特罗 　☐ 80/4.5 µg 　☐ 160/4.5 µg	＿＿＿吸/次， ＿＿＿次/d	
	2.沙美特罗替卡松 　☐ 50/100 µg 　☐ 50/250 µg	＿＿＿吸/次， ＿＿＿次/d	
	3.丙酸氟替卡松 　☐ 50 µg 　☐ 125 µg	＿＿＿吸/次， ＿＿＿次/d	
	4.布地奈德吸入剂 　☐ 100 µg	＿＿＿吸/次， ＿＿＿次/d	
	5.孟鲁司特钠片 　☐ 5 mg 　☐ 10 mg	＿＿＿片/次， 睡前服用	
	6.其他药物：＿＿＿＿＿	＿＿＿吸/次， ＿＿＿次/d	
	如果患者持续在绿色区3个月以上，可以考虑在医生的指导下降级治疗，减少药量 （以上区域为绿色区）		

（续表）

我感觉不太好	立即使用以下药物，考虑短程升级每日药物		
	药物名称	用法用量	疗程
☐频繁咳嗽 ☐喘息 ☐胸闷 ☐夜间咳嗽加重 ☐PEF实测值为50%~80%预计值	1.布地奈德福莫特罗 ☐80/4.5 μg ☐160/4.5 μg	＿＿＿吸/次， ＿＿＿次/d	
	2.沙丁胺醇气雾剂 ☐100 μg	＿＿＿吸/次， ＿＿＿次/d	
	控制药物升级：＿＿＿	＿＿＿吸/次， ＿＿＿次/d	
	如果症状在20~60 min内没有改善，或患者PEF低于个人最佳值（或预计值）的70%，需要遵循红色区的哮喘行动计划，因为这说明该药物治疗对肺部功能改善无效		
	如果患者经常从绿色区进入黄色区，那么需要与医生交流，更换日常用药 （以上区域为黄色区）		

（续表）

我感觉很难受	哮喘急性严重发作，请立即使用以下药物，并尽快就医或拨打急救电话	
□剧烈咳嗽、喘憋、呼吸困难 □走路、说话困难，无法平卧 □鼻翼扇动，口唇、指甲青紫 □焦虑，烦躁，甚至意识模糊 □PEF实测值小于50%预计值	药物名称	用法用量
	1.布地奈德福莫特罗 □80/4.5 μg □160/4.5 μg	＿＿＿吸/次，第1h内每20 min使用1次
	2.沙丁胺醇气雾剂 □100 μg	＿＿＿吸/次，第1h内每20 min使用1次
	口服激素：＿＿＿＿	＿＿＿吸/次，即刻服用
	情况紧急，立即就医 （以上区域为红色区）	

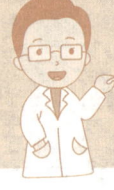

第二节 你需要了解哪些治疗小知识

治疗哮喘的常用药物有哪些

治疗哮喘的药物分为控制药物和缓解药物两大类。控制药物主要通过抗炎作用控制哮喘,是需要每天使用并长期维持的药物,包括糖皮质激素、白三烯受体拮抗剂、茶碱类药物、长效β_2受体激动剂等。缓解药物又称急救药物,可以迅速解除支气管痉挛,缓解哮喘症状。在有症状时应按病情需要使用,包括短效β_2受体激动剂、抗胆碱能药物。

下面简单介绍几种常见药物。

 最强王者——糖皮质激素

糖皮质激素是20世纪医药学界重要的发现之一,有抗炎、免疫抑制、抗过敏、退热等作用。哮喘的本质是一种气道慢性炎症反应,糖皮质激素可以抑制过敏活性物质的释放，以达到抗炎的效果，现代医学认为糖皮质激素是控制哮喘最有效的药物。目前市面上的糖皮质激素有吸入型和口服型2种剂型。

糖皮质激素应用情况介绍

剂型	适应证	不良反应	注意事项
吸入型	日常治疗哮喘的首选	大多局限在口咽部，如声音嘶哑、咽部不适和念珠菌感染等	吸药后漱口，以减少药物残留在口咽部
口服型	病情严重或经激素吸入剂治疗后无改善的患者	一些全身性的不良反应，如骨质疏松、肥胖症、白内障、高血压、糖尿病、真菌感染、胃溃疡等	①正规渠道购药；②早餐后服药；③同时服护胃药，预防消化道溃疡；④大剂量、长期口服激素的患者可服用钙片、维生素D及骨化三醇，以预防骨质疏松；⑤定期复诊复查，在医生的指导下用药

急救和日常必备——β_2受体激动剂

β_2受体激动剂可以使支气管扩张，缓解支气管痉挛，有短效β_2受体激动剂（SABA）和长效β_2受体激动剂（LABA）2种。

β₂受体激动剂应用情况介绍

药效类型	常用药	适应证	不良反应	注意事项
短效	沙丁胺醇、特布他林等	缓解轻度至中度哮喘急性发作的首选药物	肌肉震颤、低钾血症、心律失常等	易耐药,不可长期使用。患有心律失常的哮喘患者,需要由专科医生评估是否可以使用此类药物
长效	福莫特罗、沙美特罗等	和吸入型糖皮质激素组成的复合制剂是长期控制哮喘的最佳用药选择		患有心律失常的哮喘患者,需要由专科医生评估是否可以使用此类药物

过敏克星——白三烯受体拮抗剂(LTRA)

LTRA能阻断炎性物质白三烯引起的气道水肿和炎症反应,从而发挥治疗哮喘的作用。虽然它的抗炎作用不如吸入激素,但是可作为轻度哮喘的替代治疗药物和中重度哮喘的联合用药。此药尤其适合伴有过敏性鼻炎、由阿司匹林引起的哮喘和运动性哮喘患者。

LTRA的不良反应比较少见,但常用药物孟鲁司特钠片被发现可引起包括抑郁、自残、自杀倾向等风险,因此,服药期间如果出现精神方面的变化,需要及时与医生沟通。

最佳辅助——抗胆碱能药物（LAMA）

LAMA通过与胆碱能受体结合，不仅可以缓解气管痉挛，还能抑制气道腺体的黏液分泌，改善气道堵塞。此药也是常用的治疗哮喘的吸入药物，是哮喘吸入剂的"三剑客"之一。

目前临床治疗哮喘的LAMA主要为吸入制剂，常见的有异丙托溴铵和噻托溴铵，与β_2受体激动剂联合使用具有互补效果。

非首选但价格实惠——茶碱类药物

茶碱类药物具有抗炎、免疫调节和扩张支气管的作用，自20世纪50年代起即被用于治疗哮喘。常用的茶碱类药物有氨茶碱、多索茶碱、二羟丙茶碱，但是茶碱类药物由于副作用多，目前不作为哮喘的首选用药，不过因其价格低廉，在发展中国家仍被广泛使用。对于使用吸入用糖皮质激素及β_2受体激动剂疗效不明显的患者，可加用茶碱缓释类药物治疗。

值得注意的是，茶碱类药物的有效剂量和中毒剂量非常接近，容易发生中毒反应，轻者可出现心动过速、心律失常，重者会出现发热、失水、惊厥等症状，严重者甚至因呼吸、心跳停止而致死。所以必须在医生的指导下，使用茶碱类药物，定期监测茶碱血药浓度，用药期间还应监测心率，同时避免食用含有咖啡因的食品。

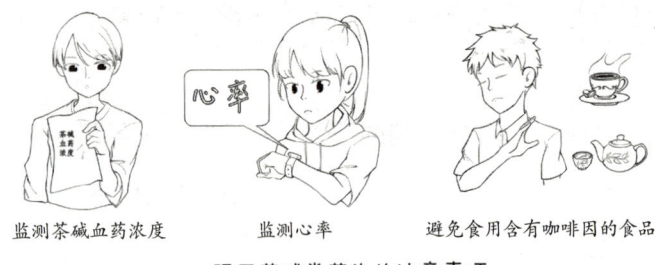

监测茶碱血药浓度　　监测心率　　避免食用含有咖啡因的食品

服用茶碱类药物的注意事项

患者需要了解的5级哮喘用药方案

对于已经确诊哮喘的患者，医生会根据患者病情的严重程度制订初始治疗方案，并且在治疗过程中对用药效果进行评估，调整治疗方案，观察治疗反应。哮喘的长期用药方案分为5级，具体内容见下图。未经规范治疗的初次确诊的哮喘患者，可选择第2级治疗方案开始治疗。若患者病情较重，可选择第3级及以上治疗方案。总体治疗原则：在每一级治疗中，按需使用缓解药物，以迅速缓解哮喘症状，并维持使用控制药物。

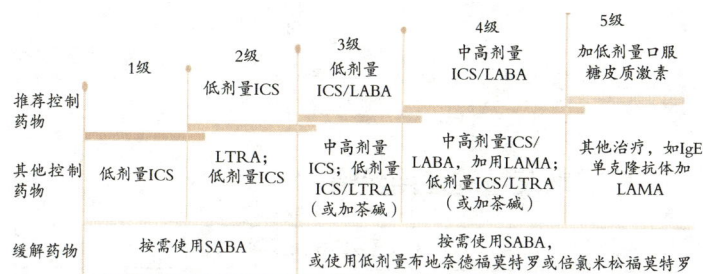

注：ICS—吸入用糖皮质激素；LABA—长效β_2受体激动剂；LTRA—白三烯受体拮抗剂；ICS/LABA—吸入用糖皮质激素/长效β_2受体激动剂复合制剂；LAMA—抗胆碱能药物；SABA—短效β_2受体激动剂；ICS/LTRA—吸入用糖皮质激素/白三烯受体拮抗剂复合制剂。

哮喘的长期用药方案

根据患者用药后的病情变化，医生会适当调整方案，专业术语就是升阶梯治疗和降阶梯治疗。简单理解，升阶梯治疗就是医生会在治疗效果不佳时升级治疗方案；降阶梯治疗就是医生会在哮喘得到控制的情况下适当减少药物的剂量和种类，简化治疗方案。

但无论是升阶梯治疗还是降阶梯治疗，都应在专科医师的指导下进行调整，不能自行减药或停药。哮喘的治疗是一个长期的过程，即使哮喘症状消失了，也应该至少维持吸入治疗3～6个月，期间必须定期复诊。哮喘患者的病情存在个体化差异，因此，无论是药物使用的种类还是剂量，都因人而异，患者在初诊后2～4周应复诊，以后每1～3个月至少复诊1次，哮喘发作时应及时就诊。

如何使用药物吸入装置

气雾剂装置的使用步骤

气雾剂装置的使用步骤	
①去掉盖子，垂直握持吸入器，充分摇匀吸入器。 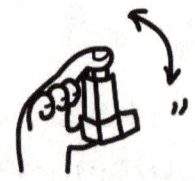	②轻轻地呼气，直到不再有空气可以从肺内呼出。 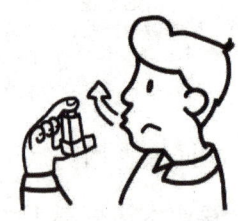
③合上嘴唇含着喷口，按下药罐将药物释出，同时深吸气。 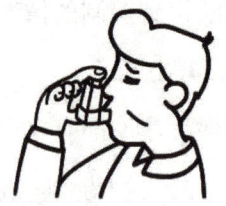	④屏息10 s，或尽量屏息久一些，然后缓慢呼气。 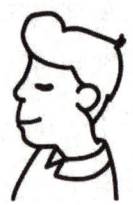
⑤若需要多吸1剂，应至少等待1 min后，再重复上述步骤。 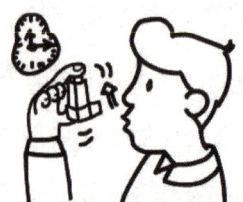	⑥用后将喷口擦拭干净，并将盖子套回喷口上。 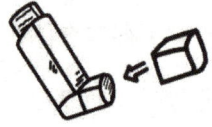

布地奈德福莫特罗粉吸入剂的使用步骤

布地奈德福莫特罗粉吸入剂的使用步骤	
①旋松盖子，使吸入器直立，检查剂量。	②先向左转到底，再向右转到底，听到"咔"一声，即完成填充。
③将肺内空气呼出，但不可对着吸嘴呼气。	④将吸嘴放在牙齿间，双唇包住吸嘴。
⑤用力深吸气，然后将吸嘴从口中拿出，继续屏气6~10 s。	⑥恢复正常呼吸，如需吸入多个剂量，可重复上述步骤，最后漱口。

准纳器的使用步骤

准纳器的使用步骤		
①一手握住外壳，另一只手的大拇指放在拇指柄上，向外推动拇指，直至盖子完全打开。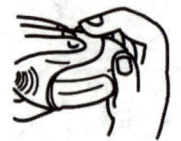	②向外推滑动杆，直至发出"咔嗒"声，表明准纳器已做好可供吸药的准备。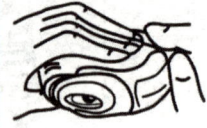	③先呼一口气，将气呼尽。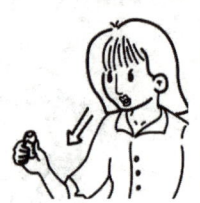
④将准纳器吸嘴放入口中，深而平稳地吸入药物，屏气约10 s后缓缓呼气。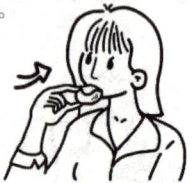	⑤最后漱口，清除口腔内残留药粉。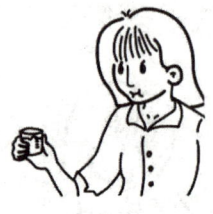	

哮喘急性发作要怎么做

脱离过敏原

如离开充满花粉、灰尘或甲醛的环境，保持周围环境通风。

调整用药

（1）立即吸入沙丁胺醇气雾剂，每次1~2喷，每次间隔3 h，直至症状缓解。

（2）增加吸入激素的用量，至少可以增加基础用量的2倍。如果平时使用布地奈德福莫特罗，可直接增加吸入1~2吸，每日不超过8吸。

（3）采取以上措施后，如果症状仍不能缓解或继续加重，可加用口服激素，最好由医生判断。

吸氧

如果身边或家中备有吸氧机，可进行氧疗。

稳定情绪

不要过度紧张焦虑，需平静等待，观察症状是否缓解，必要时可积极寻求周围人的帮助。

及时就医

如果症状没有缓解甚至有加重趋势，需要及时就医，严重者可以拨打120急救电话。

①脱离过敏原。　②若有哮喘急性发作征兆，立即吸入沙丁胺醇气雾剂1~2喷。　③调整控制用药。

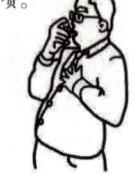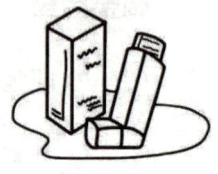

④家庭氧疗。　⑤如以上效果不好，及时到医院就诊。

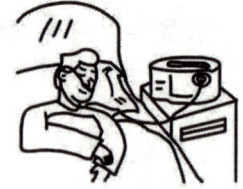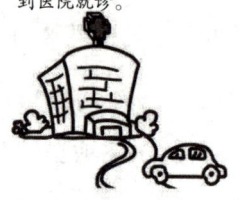

轻中度哮喘急性发作自我处理流程

难治性哮喘有哪些治疗手段

有的哮喘患者规范用药治疗6个月后，症状仍不能得到良好的控制，这种情况就是难治性哮喘。这种哮喘可以经医生评估后，尝试使用单克隆抗体或支气管热成形术治疗。

过敏性哮喘的福星——单克隆抗体

人体免疫系统能保护人类免受细菌和病毒的侵害，但是过敏体质的人遇到过敏原，如花粉和某些食物，他们的免疫系统就会产生专门针对该物质的IgE抗体，并附着在身体中的肥大细胞表面。再次接触相同的物质时，过敏原就会和IgE相结合，促使肥大细胞释放组胺等化学物质，导致组织肿胀和发炎，出现如流鼻涕、眼睛发痒、打喷嚏、哮喘等过敏症状。所以说，过敏性哮喘患者身体内的IgE明显升高，是引起哮喘的"元凶"。

奥马珠单抗是全球第一个抗IgE的单克隆抗体，它可以阻断IgE引发哮喘的反应链，从根本上治疗哮喘。其适用于常规治疗仍不能控制病情的6岁以上的哮喘患者。奥马珠单抗价格昂贵，但我国在2019年已将其纳入了医保范畴，极大地减轻了哮喘患者的负担。

支气管热成形术

在长期的炎症反应刺激下，哮喘患者气道内平滑肌细胞不断地增生和肥大，导致支气管狭窄，药物不能很好地应对这种气道组织结构的改变。而支气管热成形术利用支气管镜射频消融技术，减少支气管平滑肌的数量，降低支气管的收缩能力和气道高反应性，达到治疗哮喘的目的。这项技术适用于18岁以上且经过充分的药物治疗仍不能控制病情的哮喘患者。

但在哮喘急性发作时，不可以进行支气管热成形术。手术应选在哮喘非急性发作期、没有症状、肺功能在个人最好的水平且整体状态良好的情况下进行。另外，在有凝血功能障碍、近期有过急性呼吸道感染或心脏安装起搏器的情况下，也应尽量避免手术，具体情况由医生评估。

什么是脱敏疗法

脱敏疗法也叫减敏疗法，是通过对哮喘患者进行皮下注射过敏原（如尘螨、豚草等）提取液，使身体对该类过敏原形成耐受，以致不出现严重哮喘发作的一种治疗方法。脱敏疗法适用于过敏原检查阳性且过敏原明确的患者。治疗过程中，给患者注射的过敏原应剂量从小到大、浓度从低到高逐步增加，使身体慢慢适应过敏原。该方法治疗周期较长，适合作为一种备选的治疗手段。

哮喘患者如何进行氧疗

氧疗主要包括普通吸氧、无创呼吸机通气、有创呼吸机通气3种方式。

普通吸氧

1. 哮喘患者在什么情况下需要吸氧

部分中重度哮喘发作时，由于气道痉挛严重或药物短时间内难以缓解气道的痉挛，患者会出现比较严重的缺氧症状，这种情况下需要给患者吸氧。还有部分哮喘患者气道炎症长期不能得到有效控制，则可能发展为慢性阻塞性肺疾病，从而出现慢性缺氧的情况，也需要进行家庭氧疗。

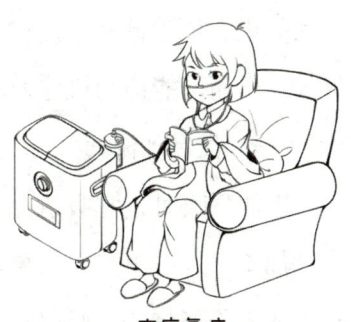

家庭氧疗

2. 家庭氧疗有哪些常见误区

（1）间断氧疗。

一旦缺氧症状改善就立即停用，导致体内血氧浓度波动较大。

（2）夜间停止吸氧。

夜间睡眠时，人体迷走神经兴奋，对呼吸功能起到相对抑制的作用。所以夜间容易发作的患者，更应该坚持夜间吸氧。

（3）一味追求高氧浓度。

长时间高浓度氧疗容易导致氧中毒，长期Ⅱ型呼吸衰竭的患者依赖低氧浓度刺激呼吸，一旦吸入高浓度的氧气，反而可能抑制机体的呼吸。

（4）没有加湿通气。

正常呼吸时，呼吸道会对吸入的空气进行湿化、温化"加工"，故氧疗时需要注意加温水和湿化瓶，防止吸入的干冷氧气刺激呼吸道，使痰液干结，难以咳出。建议在湿化瓶内加入50~70 ℃的温水，水量以瓶体的1/3至1/2为宜。

（5）不做吸氧管维护。

吸氧管需勤清洗，管道堵塞或颜色变深时，要及时更换。同一家庭有多人氧疗时，每人要单独使用1根吸气管，防止交叉感染。

无创呼吸机通气

无创呼吸机通气是将无创呼吸机通过口或鼻面罩与患者相连后进行通气，有面罩无创通气和鼻罩无创通气

2种方式。

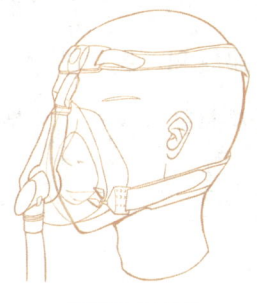

面罩无创通气

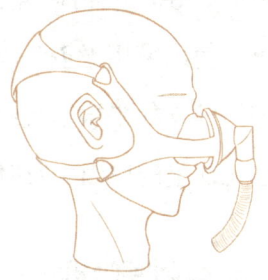

鼻罩无创通气

● 1. **什么情况需要使用无创呼吸机通气**

哮喘急性发作时，若吸氧仍不能缓解缺氧，或者出现二氧化碳（CO_2）潴留，则需要用无创呼吸机帮助患者进行通气。

● 2. **什么情况下需要使用家用无创呼吸机**

如果哮喘长期不能得到有效控制，则可能发展为慢性阻塞性肺疾病，慢性阻塞性肺疾病到了一定程度，在平静呼吸或普通吸氧的情况下患者仍然会感到气不够、呼吸比较费力，这时就需要使用家用无创呼吸机了。家用无创呼吸机可以帮助患者提高体内氧气的含量，也有助于二氧化碳的排出。

需要注意的是，当患者需要家用无创呼吸机帮助呼吸时，说明病情已经比较严重，病情可能经常恶化加重，使用家用无创呼吸机只能解决缺氧和二氧化碳潴留的问题，如果病情继续加重则需要及时就诊，找出病情恶化加重的原因，及时调整用药。

有创呼吸机通气

有创呼吸机通气需要经鼻或经口，在气管内插管后再连接呼吸机进行通气，有一定的创伤性，适合不满足无创呼吸机通气基本条件或经无创呼吸机通气后病情仍进一步加重的患者。

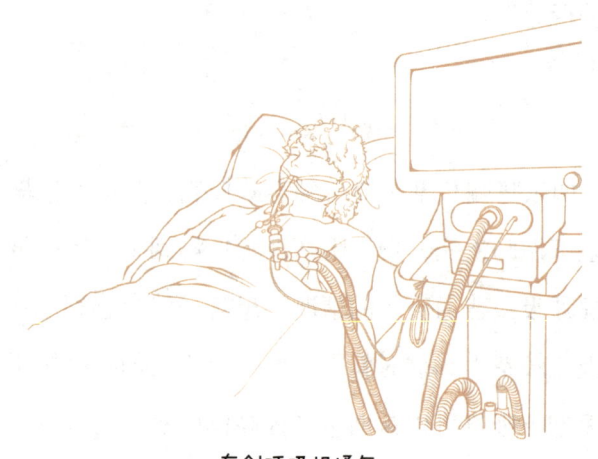

有创呼吸机通气

第三节 中医治疗哮喘有哪些好办法

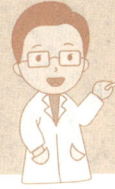

国医大师有哪些防治哮喘的独特经验

国医大师晁恩祥教授——"风"致哮喘

晁恩祥教授认为哮喘与风邪致病相关,提出"从风论治哮喘"的观点。

哮喘常因接触或吸入花粉、粉尘、螨虫、异味等导致过敏的因素而诱发,中医认为风邪为百病之长,其他外邪常依附于风邪侵袭人体。哮喘发作时常以阵发性咳嗽为主要症状,发作有时十分急剧,又常常骤然停止,常伴有咽、鼻及气道发痒,流鼻涕,打喷嚏。这些症状与风邪致病的特点相符,体现了"风邪善行而数变"及"风盛挛急"的特点,晁教授认为风邪是这类哮喘的病因,主张从风论治。在中医里这类哮喘也叫作"风哮"。

晁教授创立的黄龙舒喘汤和中成药苏黄止咳胶囊,

均以散风药为主，配伍多种止咳平喘之药，诸药合用，可疏散风邪、宣通肺气、缓解气管痉挛，从而有效止咳。另外，建议哮喘患者一定要注意防风邪，如根据天气适当增减衣物、远离过敏原等。

国医大师洪广祥教授——"温"治哮喘

洪广祥教授在诊治哮喘方面有自己独到的理论体系，他认为气阳虚衰是哮喘的内因，治疗哮喘应该全程以"温"法为主。针对哮喘缓解期的治疗，洪教授团队研制了中成药咳喘固本冲剂来固护患者正气、预防哮喘发作。

洪教授注意到大多数哮喘患者平时有怕风怕冷、手脚发凉、容易出汗、容易感冒等表现，严重时喉咙会有"嘶嘶"声，且多在半夜至凌晨时段发作。这些表现都比较符合中医气阳虚衰的表现，因此，他认为治疗哮喘应该全程使用"温"法，恢复人体的阳气，发挥保护、温暖、运化人体气血的作用。

洪教授常用3个方，一是小青龙汤，此方善于温散在外界不慎感受的寒邪，使肺保持温润的环境，让痰质变稀，容易咳出。二是自创的益气温阳护卫汤，全方重在补充肺、脾、肾三脏的阳气，增强人体自身防御能力。三是自拟经验方——蠲哮汤，该方重在疏通和推动全身气的运行，让阳气得以恢复，从而达到治疗哮喘的目的。

另外，洪教授及其团队针对哮喘缓解期，创制了中成药咳喘固本冲剂，此方重在固护人体的正气，增强自身抗击病邪的能力，又兼顾疏利气机，使人体气的运行保持通畅，从而预防哮喘发作。

🏥 国医大师王琦教授——根据体质防治哮喘

王琦教授在古代体质分类方法的基础上，结合自己多年的临床经验及研究，总结出9种不同体质的特点及调护方法，并认为应该从体质角度防治过敏性哮喘。

王教授总结的9种体质分别是平和质、气虚质、阳虚质、阴虚质、痰湿质、湿热质、血瘀质、气郁质、特禀质。其中特禀质的人容易患过敏性鼻炎、过敏性哮喘、荨麻疹等过敏性疾病，特禀质也就是我们常说的过敏体质，过敏体质和家族遗传是过敏性哮喘致病的重要危险因素。因此，王教授认为治疗过敏性哮喘，不应该只是治疗"过敏病"，而是治疗"过敏人"，即通过调整饮食习惯、改变生活方式及加强体育锻炼，以调节特禀质的体质,从而预防过敏性哮喘的发作。

Tips:测一测,你是过敏体质吗

特禀质自测表

请根据近1年的体验和感觉,回答以下问题	没有(根本不)	很少(有一点)	有时(有一些)	经常(相当)	总是(非常)
1.您不感冒时也会打喷嚏吗	1分	2分	3分	4分	5分
2.您不感冒时也会鼻塞、流鼻涕吗	1分	2分	3分	4分	5分
3.您有因季节变化、温度变化或异味的原因而出现咳喘的现象吗	1分	2分	3分	4分	5分
4.您容易对食物、药物、气味、花粉过敏或在季节交替、气候变化时过敏吗	1分	2分	3分	4分	5分
5.您的皮肤容易起荨麻疹(风团、风疹块、风疙瘩)吗	1分	2分	3分	4分	5分
6.您因过敏出现过紫癜(紫红色瘀点、瘀斑)吗	1分	2分	3分	4分	5分

（续表）

请根据近1年的体验和感觉，回答以下问题	没有（根本不）	很少（有一点）	有时（有一些）	经常（相当）	总是（非常）
7.您的皮肤一抓就红，并出现抓痕吗	1分	2分	3分	4分	5分

最后得分为各项得分之和：
判断结果：是（最后得分≥19分），倾向是（最后得分16~18分），否（最后得分<16分）

国医大师朱良春教授——巧用参蛤散治哮喘

朱良春教授对哮喘产生的机制以及哮喘的诊治有独特的见解，其运用参蛤散治疗哮喘更是独具特色。

朱教授认为哮喘产生的机制关键在于肺、脾、肾三脏之气不足，加之"哮病多因痰作祟"。因此，在临床治疗哮喘时，朱教授喜欢用一些能够帮助人体脏腑气血运行的血肉有情之品（动物药），另外在组方时，他还喜欢加上一些化痰药。参蛤散一方就是朱教授治疗此类哮喘的验方，可以补益肺肾两脏，润肺化痰，缓解哮喘的咳喘症状。

朱教授临证时还经常用一些平喘化痰的虫类药物，

如地龙、僵蚕都有平喘通络、祛风止痉的功效。僵蚕是干燥的、因感染白僵菌而病死的蚕,为虫形且质地很轻、善行而不易守,与风邪易侵袭人体上部相符,有风轻而好变的特点,故主攻祛风散邪,兼有化痰的作用。地龙也就是人们常说的蚯蚓,其与风邪一样好动不居,走窜之力较强,可以平息风邪、解除气管痉挛。二者搭配,共同用于改善哮喘患者咳喘急促、咽痒即咳、咳声连续、难以终止的症状。另外,还有我们熟知的一味名贵滋补中药——冬虫夏草,朱教授也习惯将它用于肺肾两虚、咳喘不止的哮喘患者。不过需要提醒大家,冬虫夏草虽然名贵,但并不能包治百病,更不是人人皆可食之以滋补。大家不可执迷于一种治法或一种药,服用药物应该咨询相关的专科医师。

哮喘常见的中医辨证论治方案有哪些

中医的辨证论治其实就是通过望、闻、问、切收集患者的症状和体征,然后分析出相应的证型,再根据证型特点开方用药。典型哮喘和咳嗽变异性哮喘是临床中最常见的哮喘类型,下面给大家列举部分哮喘常见证型的中医经典治疗方案,以供参考。但是,具体治疗方案必须由专业医师开具,遵嘱服用,患者不可自行对号入座、配药服用,以免延误病情。

典型哮喘中医辨证论治

1. 肺脾气虚证

（1）表现：平常怕风,容易感冒,疲倦乏力,气短,胃部不适,大便不成形。

（2）治法：健脾益气,培土生金。

（3）代表方：六君子汤。

（4）常用药物：黄芪、党参、白术、茯苓等。

2. 肺肾两虚证

（1）表现：平常气短,感觉吸气不顺,活动后加重,咳嗽咳痰,痰黏稠、有泡沫,头晕耳鸣,腰酸腿软,手脚发热或发凉,劳累时症状加重。

（2）治法：补肺益肾。

（3）代表方：生脉地黄汤合金水六君煎。

（4）常用药物：人参、麦冬、五味子、熟地黄、山药、山茱萸、泽泻、茯苓等。

3. 冷哮证

（1）表现：喉中发出如水鸡的声音，呼吸急促，胸中憋闷，口不渴，或者口渴喜欢喝热水，手脚凉且怕冷，天冷时或受寒后容易发作，面色青晦。

（2）治法：宣肺散寒，化痰平喘。

（3）代表方：射干麻黄汤或小青龙汤。

（4）常用药物：射干、麻黄、生姜、细辛、紫菀、款冬花等。

4. 热哮证

（1）表现：喉中发出很响亮的痰鸣音，呼吸气促明显，胸胁部有胀满感，呛咳，口干、苦。

（2）治法：清热宣肺，化痰定喘。

（3）代表方：定喘汤或越婢加半夏汤。

（4）常用药物：白果、麻黄、款冬花、半夏、桑白皮等。

5. 寒包热哮证

（1）表现：喉中有哮鸣声，胸部有胀闷感，呼吸急促，痰黏稠，不容易咯出，烦躁，发热，口干，怕冷，不会出汗，身体疼痛。

（2）治法：解表散寒，清热化痰。

（3）代表方：小青龙加石膏汤或厚朴麻黄汤。

（4）常用药物：麻黄、芍药、细辛、炙甘草、干姜、桂枝、五味子、半夏等。

● 6. 风痰哮证

（1）表现：喉中痰涎较多，发出拉锯的声音或吹哨笛的鸣叫声，呼吸急促，胸部有满闷感，只能坐着，不能平卧。

（2）治法：祛风涤痰，降气平喘。

（3）代表方：三子养亲汤。

（4）常用药物：紫苏子、白芥子、莱菔子等。

● 7. 虚哮证

（1）表现：喉中发出打鼾声，说话声音低下，气短，呼吸急促，活动后气喘加重，频繁发作气促，严重时有持续气喘。

（2）治法：补肺纳肾，降气化痰。

（3）代表方：平喘固本汤。

（4）常用药物：党参、五味子、冬虫夏草、核桃仁、磁石、沉香等。

咳嗽变异性哮喘中医辨证论治

1. 风邪犯肺证

（1）表现：阵发性咳嗽，咽喉发痒，痒的时候就会忍不住咳嗽，痰不多，咳得很剧烈时会有气喘。

（2）治法：疏风宣肺，缓急解痉，利咽止咳。

（3）代表方：苏黄止咳汤。

（4）常用药物：紫苏叶、紫苏子、前胡、五味子、牛蒡子、枇杷叶、地龙等。

2. 风寒侵肺证

（1）表现：夜晚咳嗽加重，鼻塞，说话声音重，咳稀薄痰，痰不多，怕风怕冷，吸入冷空气就会咳嗽。

（2）治法：疏风散寒，宣肺止咳。

（3）代表方：三拗汤合止嗽散。

（4）常用药物：麻黄、杏仁、甘草等。

3. 风热袭肺证

（1）表现：咳嗽频繁而剧烈，咽喉干、痛，胸闷，气喘，口干，想喝冷水，痰黄黏。

（2）治法：疏风清热，宣肺止咳。

（3）代表方：桑菊饮。

（4）常用药物：桑叶、菊花、杏仁、连翘、薄荷、桔梗、甘草、芦根等。

4. 肝火犯肺证

（1）表现：咳嗽的时候会面色通红，心情烦躁，容易生气，胸胁胀痛，好像有东西哽在咽喉，泛酸水，胃里空虚但不是饥饿的感觉，口苦。

（2）治法：清肺泻肝，顺气降火。

（3）代表方：黛蛤散合泻白散。

（4）常用药物：青黛、煅蛤粉、地骨皮、桑白皮等。

5. 肺脾两虚证

（1）表现：咳嗽无力，咳嗽一阵就会全身乏力，咳稀白痰，有时候会吐一些如唾沫般稀的痰，口淡，易疲惫乏力，平时容易感冒，怕风，白天易出汗，活动后出汗更明显，脸色苍白，吃东西总觉得不容易消化。

（2）治法：补肺固卫，健脾化痰。

（3）代表方：六君子汤合玉屏风散。

（4）常用药物：人参、白术、茯苓、甘草、陈皮、半夏等。

6. 肺肾阴虚证

（1）表现：咳嗽声音嘶哑，痰少，有时痰中带血，讲话声音也有些嘶哑，平时经常腰膝酸软无力，体形干瘦，口干，身体一阵一阵地烘热，睡着后会出汗，脸颊比较红。

（2）治法：滋阴润肺益肾。

（3）代表方：百合固金汤。

（4）常用药物：熟地黄、生地黄、当归、白芍、甘草、桔梗、玄参、贝母、麦冬、百合等。

7. 肺肾阳虚证

（1）表现：咳嗽，易喘气，声音低微，容易疲乏，觉得浑身没力，换一个体位时会头晕，面色淡白，怕风怕冷，白天易出汗，活动后更加明显，可能会伴有下肢水肿。

（2）治法：补阳润肺益肾。

（3）代表方：平喘固本汤。

（4）常用药物：党参、五味子、冬虫夏草、核桃仁、磁石、沉香、淫羊藿、紫河车、鹿角胶等。

哮喘常见的中医特色疗法有哪些

中医学在实践中积累经验，逐渐发展和完善起来的中医特色疗法具有经济、简便、安全、有效和患者依从性好等优点。哮喘的中医特色治疗方法多种多样，可以有效缓解哮喘症状、预防哮喘发作，其中有一些方法可以居家操作，简便易行。

穴位敷贴

穴位敷贴疗法就是根据病情选择合适的穴位，将中药研磨后，用香油或姜汁等调成糊状贴在穴位处，可以发挥药物、穴位的双重作用，简单有效，备受百姓喜爱。

1. 冬病夏治三伏贴

在中医学中，肺属金，气候炎热的三伏天是治疗虚寒肺病的最佳时期，三伏贴是根据"冬病夏治"的原理，在三伏天时期敷以辛温走窜的药物，起到温阳散寒、扶正祛邪的作用，从而预防和减少病症在冬天发作。

三伏贴的常用穴位有肺俞穴、脾俞穴、足三里穴、肾俞穴、天突穴等，适用人群为哮喘稳定期患者。其操作方法是将调配好的药物调成糊状，使用时将药糊涂抹在穴位上，用油纸

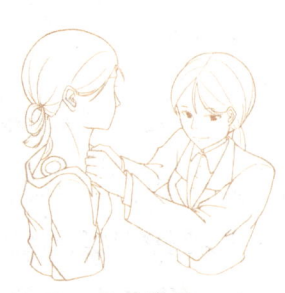

穴位敷贴

覆盖、胶布固定，维持0.5~1 h，若出现明显不适如瘙痒、灼烧感、疼痛时，立即取下。很多医院每年都会针对慢性病举行三伏贴敷贴活动，哮喘患者可以关注相关医院公众号，留意医院发布的通知，以免错过时间。

2. 温补脾肾神阙穴

针对脾肾阳虚证的哮喘稳定期患者，常选用具有培元固本作用的神阙穴作为敷贴治疗的穴位。其操作方法

是将补骨脂、小茴香等药物研成细末，用食醋调和，取合适用量放入脐窝，用纱布封住后再用胶布封固。每2日换1次药，连用10次为1个疗程。如出现明显不适如瘙痒、灼烧感、疼痛时，立即停用。

● 3. 引火下行涌泉穴

针对肝火犯肺证的咳嗽变异性哮喘患者，常选用涌泉穴作为敷贴治疗的穴位。其操作方法是将大蒜捣烂如泥状，取适量置于胶布粘面正中，再对准涌泉穴进行粘贴。一般贴1~3h，以皮肤发痒发红但不起泡为度，每日敷贴1次，3~5日为1个疗程。如出现明显不适如瘙痒、灼烧感、疼痛时，立即停用。

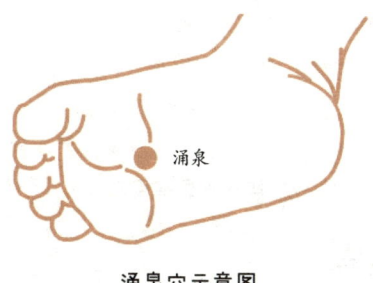

涌泉穴示意图

耳穴压豆

中医理论认为耳与脏腑经络联系密切，每个脏腑组织在耳郭均有相对应的穴位。耳穴压豆是将药豆贴在选定的耳部穴位上,通过揉捏实现对穴位的刺激,达到防治疾病的效果。

耳穴压豆的常用穴位包括神门、肺、脾、皮质下等,适用人群为肺脾两虚证的哮喘稳定期患者。其操作方法是将王不留行籽置于上述耳穴处,每日自行按压数次,使耳穴处有酸麻胀或发热感,每次1~2min。若出现明显不适如瘙痒、灼烧感、剧烈疼痛时,立即停用。

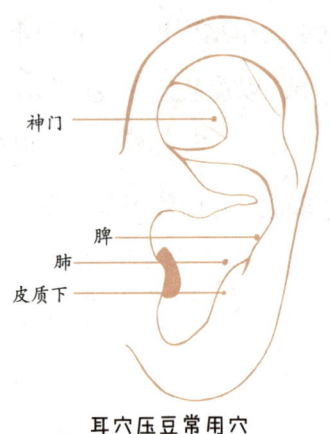

耳穴压豆常用穴

穴位按摩

穴位按摩法是通过刺激人体特定的穴位,疏通人体经络气血而达到提高机体免疫力的方法,具有简便、安全的特点。

1. 肺肾气阴两虚证的哮喘稳定期患者

常用穴位有太溪穴、三阴交穴、涌泉穴等。操作方法：用拇指或食指指腹置于穴位处按揉，力度适中。每个穴位按揉150～200次，每日2次。

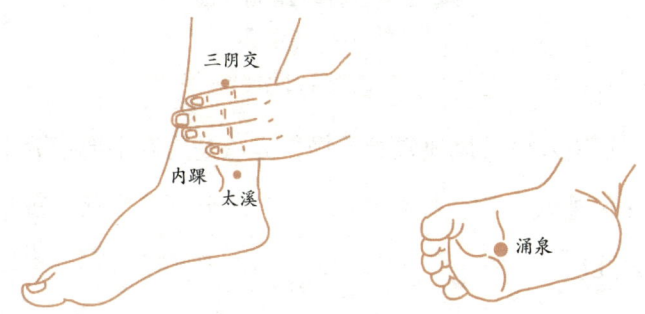

肺肾气阴两虚证穴位按摩的常用穴位

2. 冷哮证的哮喘发作期患者

常用穴位有膻中穴、中脘穴、列缺穴、内关穴等。操作方法：用拇指或食指指腹置于穴位处按揉，力度适中。每个穴位按揉150～200次，每日2次。

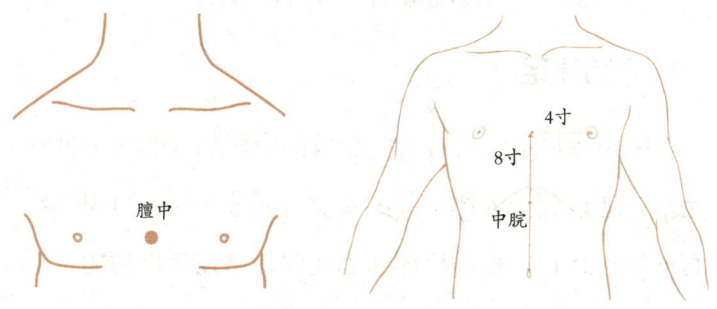

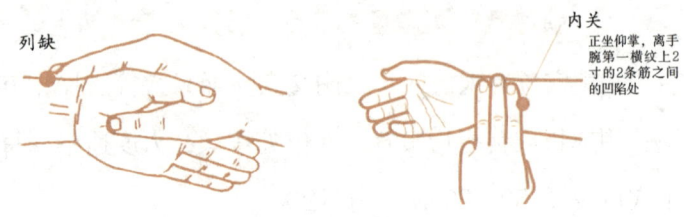

冷哮证穴位按摩的常用穴位

● ③. 风邪犯肺的咳嗽变异性哮喘患者

常用穴位有风池穴等。操作方法是用双手拇指分别按住风池穴，用力按揉100次左右，至有发热感，每日重复几次。

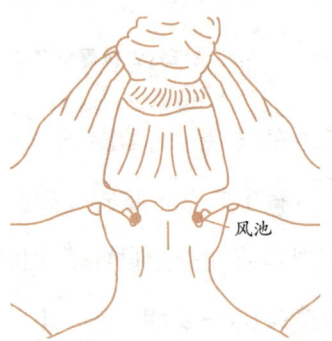

风邪犯肺穴位按摩的常用穴位

中药沐足

中药沐足是将具有特定功效的中药加入热水中进行足浴，通过刺激人体足部的穴位，调节人体各组织、器官的气血运行，提高机体新陈代谢，增强免疫功能，适用于肺肾阳虚证的虚哮者。

其操作方法是将沐足中药（肉桂、黄芪、熟地黄、菟丝子、防风等）放入锅中煎煮，水开后大约煎煮1h，倒入沐足盆中冷却至40~43℃，沐足20~30 min，沐足过程中多按摩双足足趾和足心。

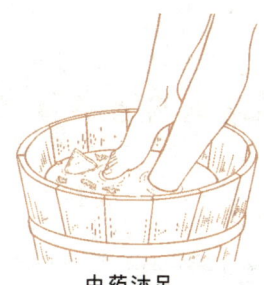

中药沐足

捏脊法

捏脊法通过捏、提等手法作用于背部脊柱处的皮肤和肌肉，背部为督脉、足太阳膀胱经循行部位，与脏腑密切相关，所以捏脊法在振奋阳气、调整脏腑功能方面的作用较为突出。

此法适用于风寒犯肺的哮喘患者，尤其适合儿童患者。其操作方法是将五指对合放于脊柱两侧，逐渐收紧、提起，进行轻重交替、连续提捏，并施以揉动，从下至上循环操作，重复3~9遍，时间以3~5 min为宜。

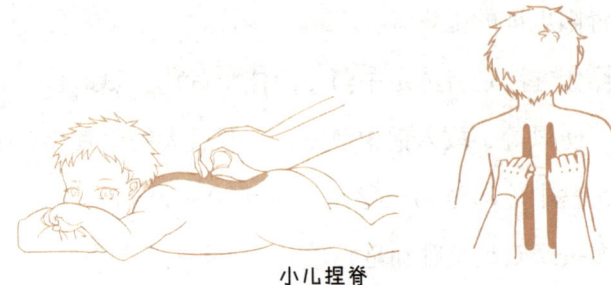

小儿捏脊

防治哮喘常见的药膳有哪些

1. 黄芪红糖水

（1）材料：黄芪、红糖。

（2）烹制方法：将适量黄芪、红糖浸泡于温水中。

（3）功效：益气固表，预防外邪侵袭。本方适用于表虚不固、易受风的哮喘患者，可在秋冬季节天气变化时饮用，也可在剧烈活动（如游泳、跑步）后出汗较多、易受风寒时饮用。

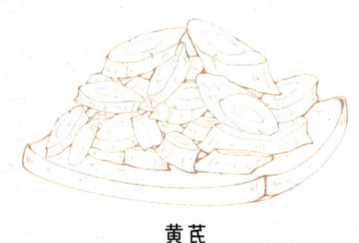

黄芪

2. 益气固表鸡汤

（1）材料：黄芪、白术、防风、生姜、大枣、鸡肉、盐。

（2）烹制方法：鸡肉洗净，与药材一同放进炖锅，中火煮沸后再转小火焖2 h，关火前5 min加盐调味即可。

（3）功效：益气固表。本方适用于表虚不固、易受风邪、哮喘反复发作、咳嗽者。

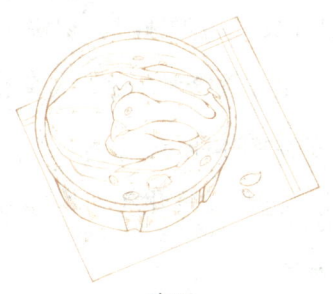

鸡汤

3. 姜末炒鸡蛋

（1）材料：生姜末、鸡蛋、素油。

（2）烹制方法：生姜洗净、切碎放入碗中，鸡蛋打入碗内，搅拌均匀，加入素油炒熟即可。

（3）功效：散寒解表。平时易感风寒的哮喘患者可作为家常菜食用。

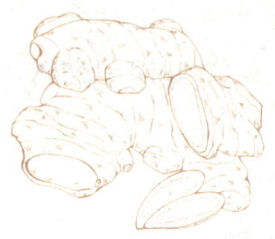

生姜

4. 陈皮党参乌鸡汤

（1）材料：陈皮、党参、乌鸡、盐。

（2）烹制方法：乌鸡洗净、切块，与陈皮、党参一起放入锅中，加入适量水，用大火煮沸后改小火慢炖约2 h，加入适量盐调味即可。

（3）功效：健脾益气化痰。本方适用于肺脾气虚的哮喘稳定期患者。

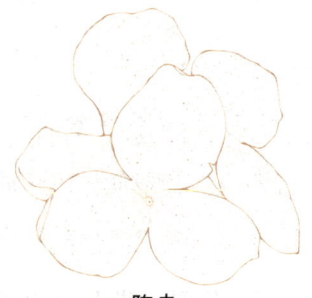

陈皮

● ⑤. 玉竹杏仁甲鱼汤

(1) 材料:玉竹、杏仁、甲鱼、精盐。

(2) 烹制方法:甲鱼斩掉头部和尾巴,剖出内脏弃掉,剩余部分斩块,放入沸水中焯2 min后捞出,再撕去甲鱼壳内侧透明的硬皮。将甲鱼块、玉竹、杏仁一起放入锅中,用大火煮沸后改小火慢炖2 h,加入适量精盐调味即可。

(3) 功效:补益肺肾,纳气平喘。本方适用于肺肾两虚、阴虚明显的哮喘稳定期患者。

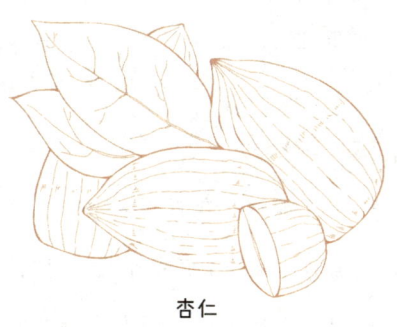

杏仁

● ⑥. 西洋参山药芡实老鸭汤

(1) 材料:老鸭、西洋参、山药、枸杞子、芡实、玉竹、姜、料酒、盐。

(2) 烹制方法:将老鸭处理干净,药材洗净备用,老鸭、料酒、姜片放入锅中,焯水后取出,将所有

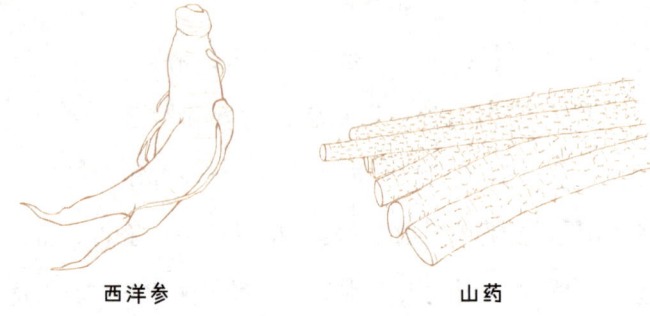

西洋参　　　　　　　山药

材料（除山药外）一起放入水中，炖2.5 h后加入山药，继续炖0.5 h，出锅后加入少许盐调味。

（3）功效：滋阴润肺补肾。本方尤其适用于肺肾阴虚的哮喘、咳嗽患者。

7. 核桃黄芪瘦肉汤

（1）材料：核桃仁、黄芪、瘦肉、精盐。

（2）烹制方法：瘦肉切成小块，与核桃仁、黄芪一起放入锅中，加入适量水，用大火煮沸后改小火慢炖约2 h，加入适量精盐调味即可。

（3）功效：补肺益肾，纳气平喘。本方适用于肺肾两虚、阳虚明显的哮喘稳定期患者。

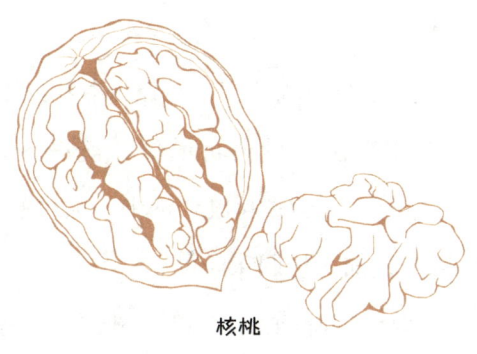

核桃

8. 葱白香菜粥

（1）材料：香菜、葱白、生姜、萝卜、粳米。

（2）烹制方法：香菜、葱白、生姜洗净、切碎成末，萝卜洗净、切成小块；粳米淘洗干净后，与生姜、萝卜一起放进锅中加水，用大火煮沸后用小火熬1 h，待粥快煮好时，加入香菜末和葱白末，再煮片刻即可。

（3）功效：疏风解表散寒。本方适用于外感风寒后哮喘发作、胃口欠佳的患者。

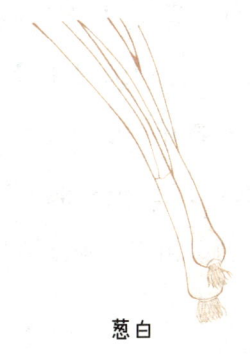

葱白

9. 紫苏炖鸡

（1）材料：母鸡、紫苏叶、杏仁、生姜、大枣、盐。

（2）烹制方法：母鸡斩成块、洗净，连同紫苏叶、杏仁、生姜、大枣一起放入锅中，大火煮沸后改小火慢炖2h以上，加入盐调味即可。

（3）功效：宣肺散寒，温肺止咳。本方适用于外感风寒后哮喘发作者。

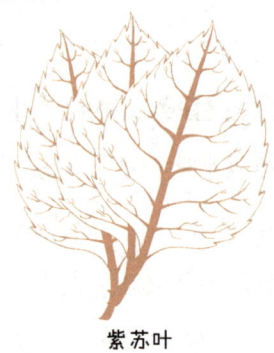

紫苏叶

10. 干贝萝卜粥

（1）材料：干贝、萝卜、大米、沙参、麦冬、盐。

（2）烹制方法：前一天晚上将干贝泡入水中，第二天早上洗净后用手撕开，萝卜切块，放入大米、沙参、麦冬，加水炖1.5h，出锅后加盐少许调味即可。

（3）功效：润肺养阴。本方适用于肺阴虚的哮喘、干咳患者。

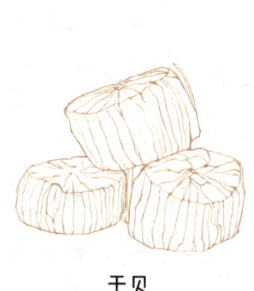
干贝

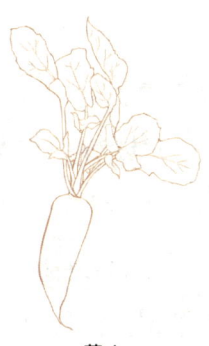
萝卜

● 11. **清炖陈皮羊肉**

（1）材料：陈皮、生姜、羊肉、盐。

（2）烹制方法：先用冷水浸泡羊肉，洗净血水后放入锅中加水煮沸，撇去浮沫，加入陈皮、生姜一起小火慢炖2 h以上，加入盐调味即可。

（3）功效：温肺化痰。本方适用于寒痰明显的哮喘患者。

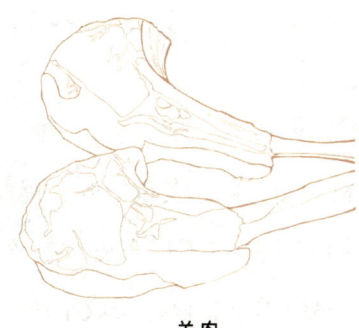
羊肉

● ⑫. **雪梨二仁粥**

（1）材料：雪梨、冬瓜仁、甜杏仁、大米、白糖。

（2）烹制方法：将冬瓜仁、甜杏仁水煎取汁，加入大米煮粥。雪梨切成丁（不去皮），待粥快熟时加入带皮梨丁，煮好后加白糖调味即可。

（3）功效：清肺止咳化痰。本方适用于痰热明显的哮喘患者。

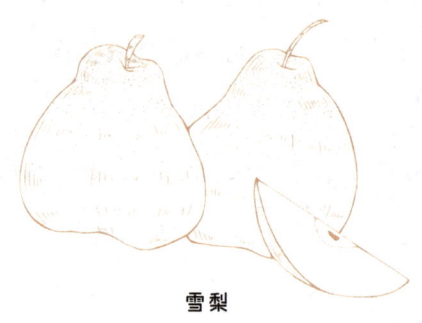

雪梨

● ⑬. **杏仁枇杷露**

（1）材料：甜杏仁、炙枇杷叶、鸭梨。

（2）烹制方法：甜杏仁去皮、打碎，炙枇杷叶装入纱布袋内，鸭梨去皮、核，切成小块。将甜杏仁、鸭梨与炙枇杷叶小火同煮,待梨熟透即可饮汤、吃梨。

(3)功效:止咳清热化痰。本方适用于痰热明显的哮喘患者。

● 14. 罗汉果柿饼茶

(1)材料:罗汉果、柿饼、冰糖。

(2)烹制方法:将罗汉果洗净,与柿饼一起放入清水煮,加少量冰糖调味,去渣,每日可分多次饮用。

(3)功效:清热化痰润肺。本方适用于痰热明显的哮喘患者。

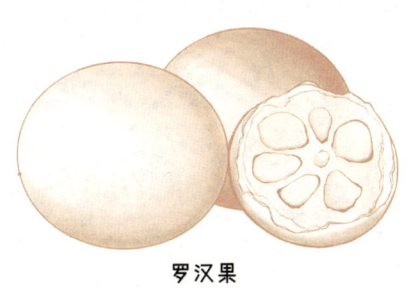

罗汉果

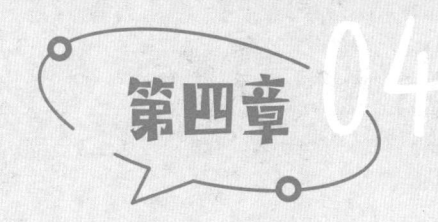

第四章 04

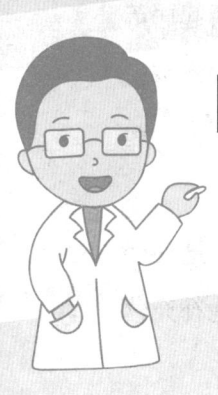

吃穿住行调哮喘

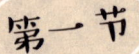

第一节 哮喘患者的饮食需要注意什么

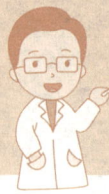

很多哮喘患者的症状反复发作,难以完全控制,影响了患者的生活质量。饮食、运动、情绪、生活起居等各方面因素均有可能诱发哮喘。因此,控制哮喘病情,除了需要规范、正确的治疗外,还需要患者从饮食、起居等方面进行自我调护。

哮喘是一种慢性、消耗性疾病,反复发作,这使得患者对营养的摄取要求比较高,但也不能盲目地补充营养。那么哮喘患者的饮食需要注意什么呢?

建议多摄入蔬菜和水果

蔬菜和水果富含人类生长发育所需的营养物质,多吃新鲜的蔬菜和水果对身体有许多好处,包括预防一些慢性病和癌症。

有些流行病学研究报告指出,增加蔬菜、水果的摄入与降低哮喘的发生率和改善肺功能有关。多食蔬菜、水果可以缓解哮喘病情,降低哮喘恶化的风险。还有研究发现,有些以摄入水果、蔬菜、谷物及豆类食物为主并减少摄入肉类食物的饮食习惯,如地中海饮食或素食饮食,有降低哮喘发生、发展风险的功效。

另外,还有研究表明,哮喘患者对维生素A、D、E的摄入量应比正常人高。因为维生素A有维持人的正常发育和增强抗病能力的作用,而维生素D、E可减少儿童喘息的发生。

> **Tips:地中海饮食**
>
> 地中海饮食指有利于健康的,简单、清淡,以及富含营养的饮食。这种特殊的饮食结构强调多吃蔬菜、水果、海鲜、豆类、坚果类食物,其次才是谷类,并且烹饪时要用植物油(含不饱和脂肪酸)来代替动物油(含饱和脂肪酸),尤其提倡用橄榄油。

Tips：哪些食物富含维生素A、D、E

富含维生素A的食物

禽、畜的肝脏	蛋类
猪肝、牛肝等	鸡蛋黄
奶制品	红色、深绿色的水果、蔬菜
牛奶、奶酪等	胡萝卜、番茄、菠菜等

富含维生素D的食物

禽、畜的肝脏	蛋类
猪肝、鸡肝等	鸡蛋黄
深海鱼、鱼肝油	奶制品
老虎斑、青斑等	牛奶、奶酪等

富含维生素E的食物

植物油	水果
葵花籽油、芝麻油、玉米油等	猕猴桃
蔬菜	坚果类
卷心菜、番茄、菜花等	松子、杏仁、山核桃等

谨慎食用工业加工过的食品

一些食品中添加的化学物质可以诱发哮喘症状,如亚硫酸盐。在一些土豆、虾、干果等食物的加工品中含有较多这类化学物质,哮喘患者应尽量少吃或不吃此类食物。

 避免食用可引起自身过敏的食物

对于因食物过敏而诱发哮喘的患者而言,在生活中应尽量避免食用易诱发过敏的食物,这对减少哮喘发作至关重要。

 哮喘患者怀孕后的饮食注意事项

一些研究表明,患有哮喘的孕妇摄入常见致敏性食物(如花生、牛奶等),可能增加其宝宝过敏和哮喘的风险。对于无食物过敏的孕妇而言,在孕期不建议进行特别的饮食限制或添加。另外,孕期食用富含维生素D

和维生素E的食物，可以降低儿童喘息的发生。

> **为预防婴幼儿哮喘的发生，鼓励母乳喂养**

母乳中含有母体微生物群、低聚糖、免疫因子、营养素、激素和生长因子等物质，有利于婴儿接触新环境后迅速发育出更成熟的免疫系统。目前已有很多研究证实，母乳喂养能减少婴幼儿哮喘的发生，对预防哮喘有一定的作用，所以鼓励尽量母乳喂养。

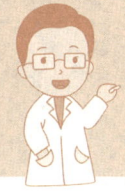

第二节 哮喘患者的生活起居需要注意什么

很多患者在天气变化时或在某些特殊的环境下会哮喘发作，这是因为生活起居的环境与呼吸道感染、过敏原吸入密切相关，而且大多数哮喘患者属于过敏体质，所以起居环境对病情稳定尤为重要。生活起居的调护包括避免室内空气污染、避免接触过敏原、注意气候变化等。

 避免室内空气污染

（1）使用无污染的取暖和烹饪燃料，对于污染性的燃料，尽可能把通风口设在户外。

（2）当室外的空气充满汽车尾气、工厂的污染废气、扬尘及花和树木的花粉时，把窗户关上。

（3）当哮喘患者在家时，尽量减少做会造成室内污染的家务，如扫地、吸尘、抹灰、刷漆、喷洒杀虫剂、使用强力清洁剂、煮有强烈刺激性气味的食物等。

（4）哮喘患者应该戒烟，并避免待在吸烟的环境中。

①使用无污染的取暖和烹饪燃料。对于污染性的燃料，尽可能把通风口设在户外。

②当室外的空气充满汽车尾气、工厂的污染废气、扬尘及花和树木的花粉时，把窗户关上。

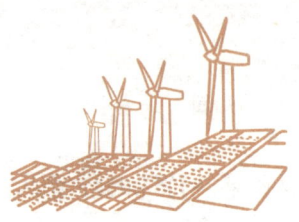
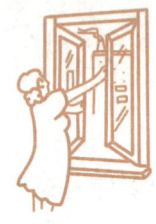

③当哮喘患者在家时，尽量减少做会造成室内污染的家务，如扫地、吸尘、抹灰、刷漆、喷洒杀虫剂、使用强力清洁剂、煮有强烈刺激性气味的食物等。

④哮喘患者应该戒烟，并避免待在吸烟的环境中。

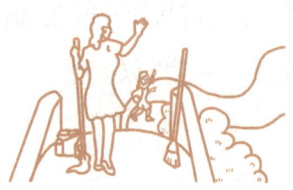
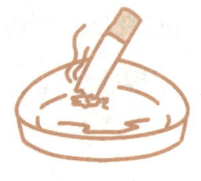

生活起居调护——避免室内空气污染

避免接触过敏原

及时清除室内尘埃或螨虫

除螨最简单有效的方法就是"晒"，充分让被褥沐浴在阳光下可以晒杀螨虫，患者家属可帮忙拍打被褥的每个角落。另外，烘干机长时间的高温也可以杀死螨虫，还可以定期使用除螨吸尘器对床垫、毛毯、被褥进行除螨。在清洗床单、枕套等物品时，可用80 ℃的热水浸泡5~10 min。建议每隔15~20日进行1次除螨。

另外还要注意定期清洗空调过滤网，减少室内的挂饰，保证室内整洁、通风及空气的清新。

避免接触皮毛

因皮毛诱发的哮喘发作，要注意尽量不要在家饲养带毛宠物及收集毛绒玩具。如果养了宠物，尽量减少宠物在室内活动的时间，勤于清洗宠物及其接触的物品，同时也要保持室内通风。

避免接触花粉

在花粉季节，应尽量减少外出，避免接触花粉，出门应做好一些防护措施，如戴口罩等。

控制室内湿度，预防霉菌滋生

霉菌也是过敏原的一类，为避免霉菌滋生，室内的相对湿度需保持在50%以下，地下室、排水口、浴室等地方要定期除湿。另外，衣物要勤换洗，垃圾需要及时处理，不要在室内种植植物。

🏺 避免接触与职业环境相关的过敏原

尽快识别和消除职业性致敏物质，可以考虑换一个工作环境或换一种工作。

①勤晒被褥，最好定时使用除螨吸尘器等。　②尽量不要在家饲养带毛宠物，减少宠物在室内活动的时间等。　③避免接触花粉，如出门戴口罩等。

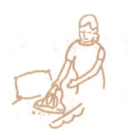 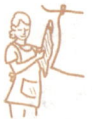 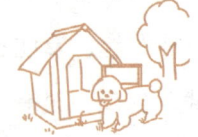 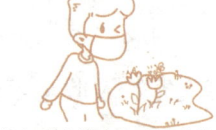

④保持室内整洁，如勤倒垃圾等。　⑤尽快识别和消除职业性致敏物质，如换工作环境等。

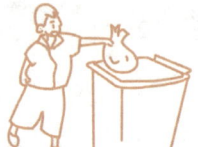 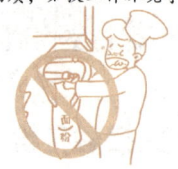

生活起居调护——避免接触过敏原

注意气候变化

气候变化易引起哮喘患者的呼吸道感染，故哮喘患者可以做好以下几个方面，尽量减少呼吸道感染。

🏺 注意天气变化，及时增减衣服

天气变冷，应做好防寒保暖，尤其注意颈部、脚部保暖,不能"要风度不要温度",出汗后及时更换衣物,避免着凉。

戴口罩

对于花粉、粉尘过敏的哮喘患者,出门佩戴口罩可以避免接触过敏原,尤其是在空气中柳絮、花粉等浓度升高的春季。在流感等高发的季节,出门佩戴口罩,能减少病毒感染的概率,避免诱发或加重哮喘。

接种流感疫苗

流感病毒感染可以引起哮喘的发作或加重哮喘的症状,对于无接种禁忌证者,尤其是容易得流感的老人和儿童,建议接种流感疫苗。

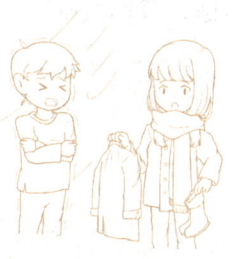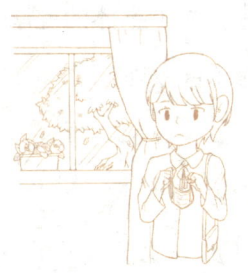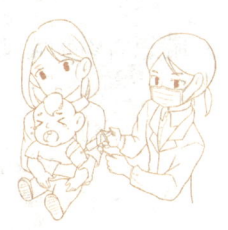

①注意天气变化,及时增减衣服。　②戴口罩。对于花粉、粉尘过敏的哮喘患者,出门应佩戴口罩。　③接种流感疫苗。

生活起居调护——注意气候变化

第三节 哮喘患者的日常锻炼应怎么做

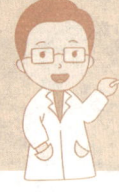

哮喘患者的运动耐受度较低,不适当的运动可引起支气管狭窄,而且过大的运动量易使心肺负荷过大,导致心率过快和肺过度通气,从而引起哮喘发作,加重缺氧症状,那么,哮喘患者是不是不能运动?当然不是,研究数据显示,低至中等强度的有氧运动可以减少气道重构和炎性反应;与高强度运动相比,适度运动(中、低等运动强度)引发哮喘的风险较低。同时也有研究认为,哮喘患者的体育训练计划虽然不能改善肺功能或气道高反应性,但可以改善心血管健康、运动能力、平衡协调能力等。因此,为了整体的健康考虑,我们鼓励哮喘患者参加常规的体育锻炼。

哪些运动适合哮喘患者

处于缓解期的哮喘患者可以选择散步、慢跑、游泳等运动,不仅可以陶冶情操、调整心态,还可以增强体质。游泳对于青少年哮喘患者是一项很好的运动，不仅可以提高个人的耐受力，降低发生呼吸困难的风险，还可以改善肺功能，有利于心肺健康。

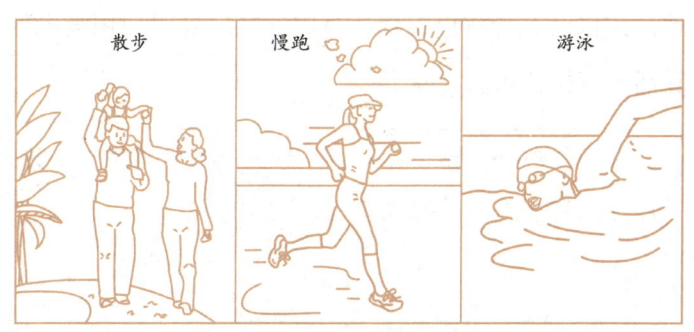

适合哮喘患者的运动

哮喘患者运动时需要注意什么

充分热身

哮喘患者运动前应充分热身，或者运动前15～30 min使用吸入气雾剂来降低或避免发生支气管狭窄的风险。

遵循先慢后快的原则

在运动的开始阶段要遵循先慢后快的原则，切忌运动量过大。运动时的心率以本人最高心率值的60%～70%为度。

若有不适,及时停止

一旦运动时发生胸闷、气促等表现,应立即停止运动,让自己充分放松,保持鼻腔通畅。及时使用吸入气雾剂,可快速缓解症状。

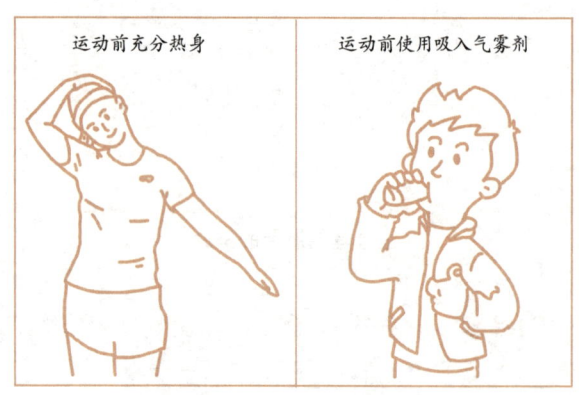

哮喘患者运动前的准备工作

肥胖的哮喘患者如何运动减脂

"说你胖,你就喘"这句话对哮喘患者而言是有道理的。肥胖患者的哮喘更难控制,肥胖也会增加哮喘恶化的风险,所以合理的运动减脂可以改善哮喘症状、肺功能和健康状况,减少患者对药物的需求。因此,肥胖的哮喘患者应该把减脂纳入自我调护的计划中。

合理运动

在专业人士的指导下制订详细的运动计划,每周至少进行2次有氧运动和力量锻炼,但要注意锻炼前须充分热身,且运动量不宜过大。

控制饮食

除了运动减脂外,合理制订饮食计划也是必不可少的一环。可以减少主食的摄入或以粗粮代替,每餐定时定量,多吃蔬果,避免暴饮暴食,控制热量摄入。

减肥手术

肥胖已经严重影响生活致使不能进行日常生活自理的哮喘患者,可以考虑选择专业的减肥手术。

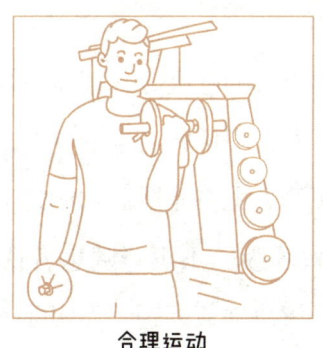

合理运动

呼吸锻炼有什么作用

什么是呼吸锻炼

呼吸锻炼旨在通过有效的呼吸方式增强呼吸肌的力量,特别是可以通过增强膈肌的肌力和耐力来减轻呼吸困难,提高机体活动能力,预防呼吸肌疲劳,防止呼吸衰竭,并提高生活质量。

哮喘患者为什么要进行呼吸锻炼

首先,哮喘患者的呼吸结构存在问题。哮喘患者因支气管、膈肌及胸廓结构和功能的改变,往往不能进行高效呼吸。支气管因素可通过吸入激素和支气管舒张剂得到改善,而膈肌和胸廓因素只能通过长期的呼吸锻炼得到改善。

其次,哮喘患者的呼吸方式存在问题。许多哮喘患者习惯浅呼吸,每次只吸入有限的空气,长此以往导致呼吸肌功能的下降,尤其是膈肌功能的下降,使哮喘患者更难进行高效呼吸。不少哮喘患者认为,深吸气就可以改善通气,解决缺氧问题,而实际上这种效果是有限的，因为哮喘患者很难把肺泡里的二氧化碳排出去，而吸入的空气则难以真正进入肺泡内。因此需要强化呼气，锻炼呼吸肌，尤其是训练膈肌功能。

呼吸锻炼的方法

1. 缩唇呼吸

缩唇呼吸通过延长呼气时间来减少呼气末肺容量。具体操作方法是利用鼻子吸气，保持3 s，再把嘴巴噘起，像吹蜡烛的动作，缓慢吐气，注意呼气与吸气的时间比大约为2∶1。

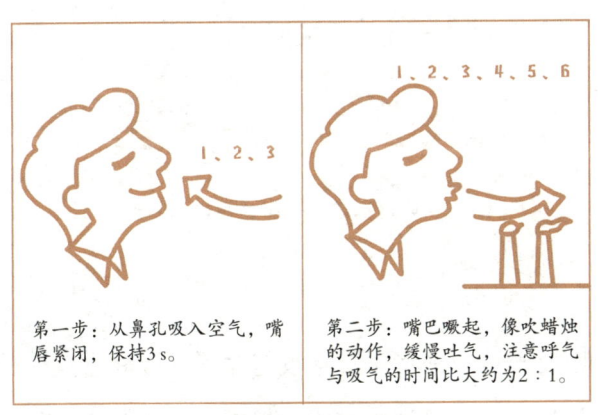

呼吸锻炼——缩唇呼吸

2. 腹式呼吸

腹式呼吸是利用膈肌产生呼吸动作。进行腹式呼吸时,将一只手放于胸口,另一只手放于腹部,利用鼻子吸气,将腹部缓缓隆起,注意保证腹部动作比胸部动作更大,再进行缩唇呼吸,将气经嘴巴慢慢吐出。

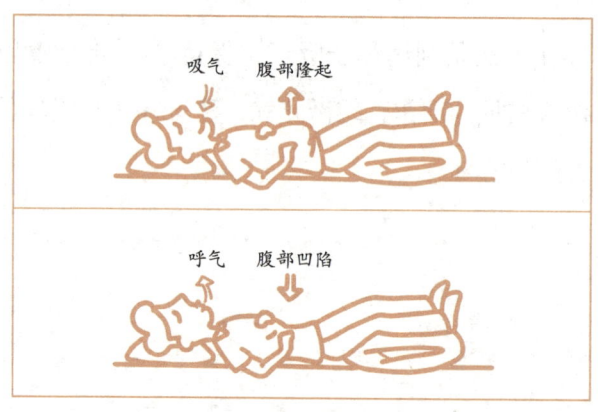

呼吸锻炼——腹式呼吸

3. 呼吸操

呼吸操是一种将腹式呼吸与缩唇呼吸联合运用的全身参与的呼吸康复训练方式,根据姿势可分为立位呼吸操、坐位呼吸操、卧位呼吸操,哮喘患者可以居家锻炼。这里为大家展示立位呼吸操的做法。

（1）患者取站立位，两脚分开，与肩同宽，双手叉腰，呼吸4～8次。

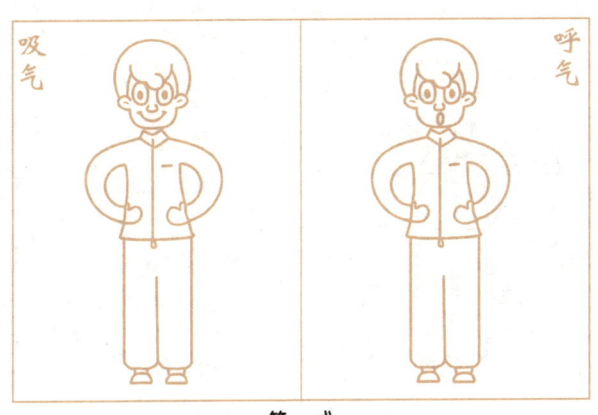

第一式

（2）一手搭同肩，另一只手平展，旋转上身，左右交替4～8次，旋转呼气，复位吸气。

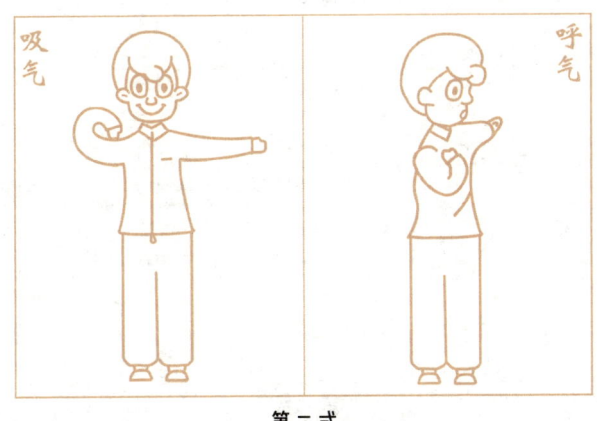

第二式

（3）双手放于肋缘，吸气，压胸时呼气，重复4~8次。

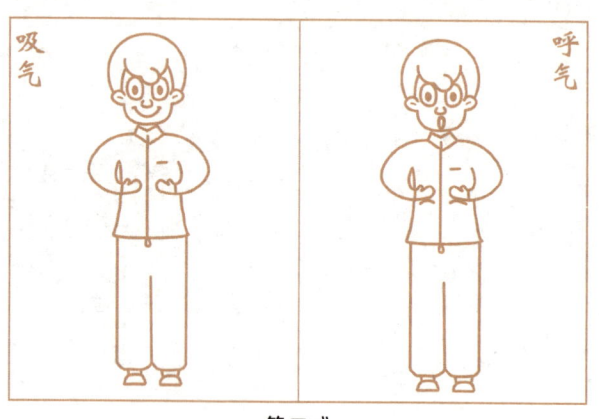

第三式

（4）双手叉腰，交替单腿抬高，抬腿吸气，复位呼气，重复4~8次。

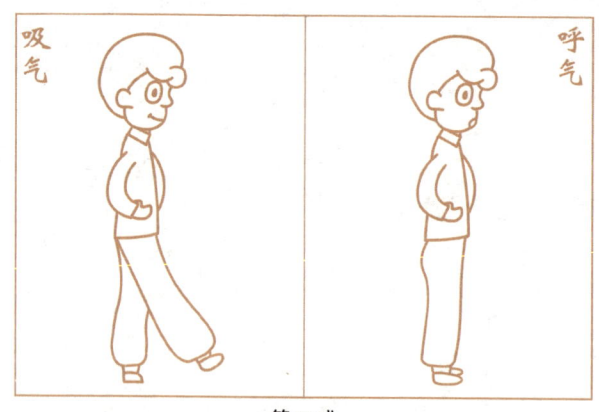

第四式

（5）双手搭肩，旋转上身，旋转呼气，复位吸气，重复4～8次。

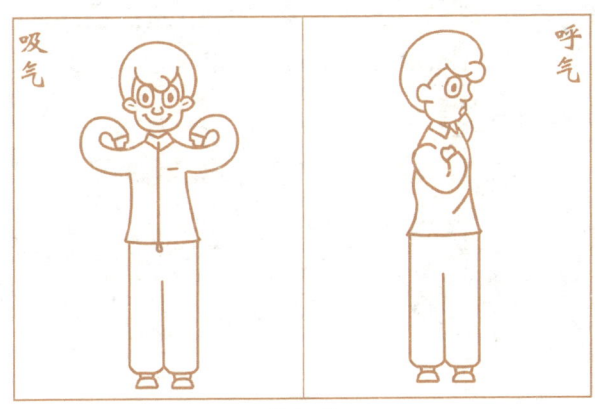

第五式

（6）展臂吸气，抱胸呼气，重复4～8次。

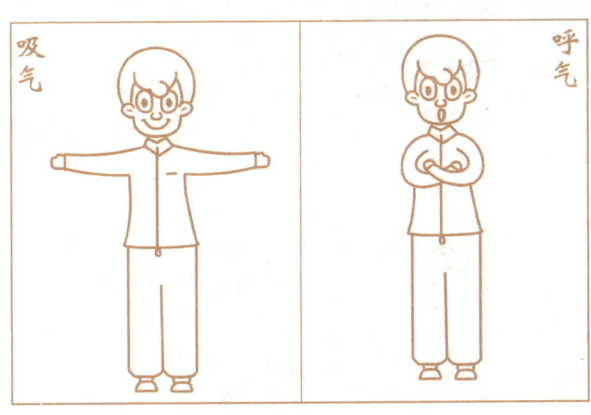

第六式

（7）双手放于身后，双腿交替外展，外展吸气，复位呼气，重复4~8次。

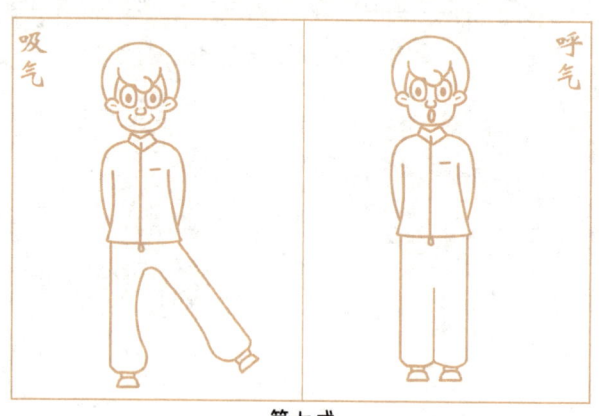

第七式

（8）双手叉腰，隆腹深吸气，弯腰缩腹呼气，重复4~8次。

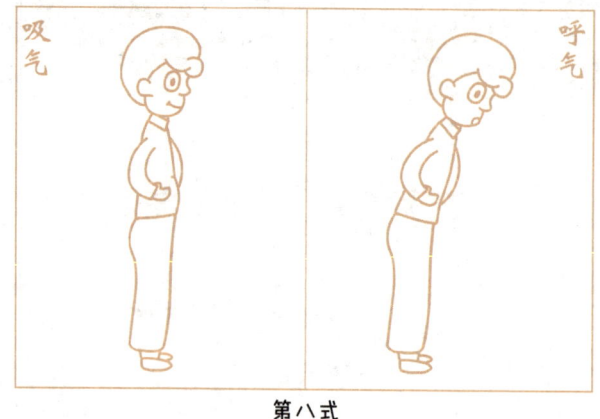

第八式

中医有哪些特别的锻炼方式

中医讲究顺应四时,运动能益五脏,五脏气血相连,锻炼不仅能促进血液循环,亦可因深呼吸而加强肺的排浊,有助于五脏健康。六字诀呼吸操、太极拳、八段锦、气功、易筋经等都是中医传统的锻炼方式,每个动作都可调护对应的脏腑,可以活动筋骨、调节气息、静心宁神,从而畅达经络、疏通气血,达到增强体质、延年益寿的目的。

六字诀呼吸操

六字诀呼吸操是一种以呼吸吐纳为主要手段的健身气功,其特点是通过特定的读音口型来调整与控制体内气息的升降出入,进而调整脏腑气机的平衡。有效的呼吸吐纳法能达到吐故纳新、补肺敛气、补肾纳气的目的。处于稳定期及发作期的哮喘患者均可进行六字诀呼吸操锻炼,平躺、坐位、立位均可进行,不受时间、地点限制,患者学会自由腹式呼吸即可。

立位六字诀呼吸操动作要领：

（1）预备起势：以腹式呼吸为主，两脚平行站立，双臂自然下垂，目视前方，手心向上，两臂从体侧抬起，向中合拢至两掌相对，手心转向下，徐徐下落。

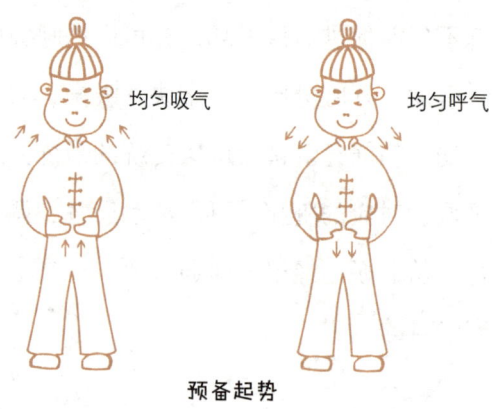

预备起势

（2）嘘字诀：接预备式，双手由带脉穴起，手背相对向上提，经章门穴、期门穴上升，入肺经之中府

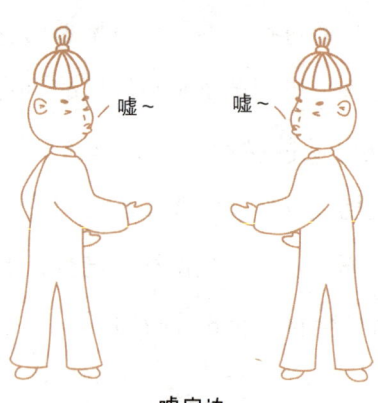

嘘字诀

穴、云门穴，两臂如鸟张翼，手心向上，向左右展开时口吐"嘘"，两眼反观内照，随呼气之势尽力瞪圆。

（3）呵字诀：接预备式，双手掌心向内，自冲门穴处，循脾经上提，至胸部膻中穴，向外横掌，掌心向上，托至眼部。呼气尽吸气时，翻转手心向面，经面前、胸腹前，外拨下按时呼气，口吐"呵"，垂于体侧。

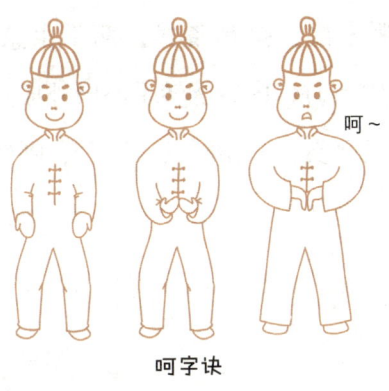

呵字诀

（4）呼字诀：接预备式，双手由冲门穴起，向上提，至章门穴翻转手心向上，左手外旋上托至头顶的同时，右手内旋下按至冲门穴。呼气尽吸气时，左臂内旋变为掌心向里，从面前下落，同时右臂回旋变掌心向里上穿，同时口吐"呼"，两手在胸前相叠，至腹前自然下垂于体侧。

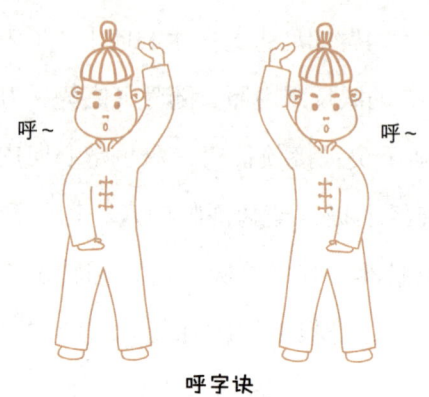

呼字诀

（5）呬字诀：接预备式，两手由急脉穴起向上提，抬至膻中穴时，内旋翻转手心向外成立掌，左右展臂，宽胸如鸟张翼。开始呼气"呬"，呼气尽，随吸气之势两臂自然下落。

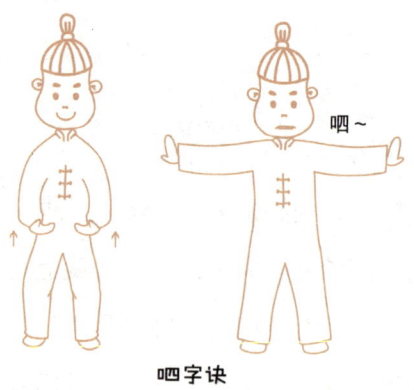

呬字诀

（6）吹字诀：接预备式，吸气自然，呼气读"吹"，双手扶腰下滑，沿肾经至俞府穴处，向前划弧，如抱球状，两臂撑圆，两手指尖相对；两掌前推，随后松腕伸掌，指尖向前，掌心向下。呼气尽时身体下蹲，随吸气之势慢慢站起。

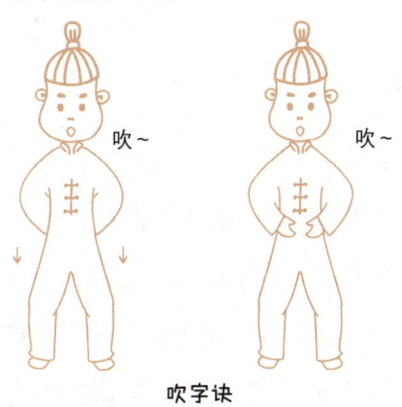

吹字诀

（7）嘻字诀：接预备式，呼气时念"嘻"，两手如捧物状，由体侧耻骨处抬起，过腹至膻中穴，翻转手心向上，指尖相对，举过头顶；吸气时，两臂内旋，两

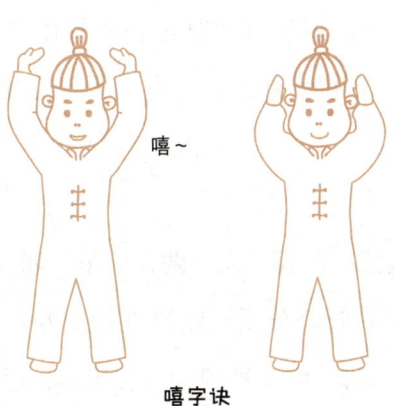

嘻字诀

手五指分开,由头部循胆经路线向下,拇指经过风池穴,其余四指过对侧面部。

最后调息,恢复预备式,每个动作重复6次为1遍。

太极拳

太极拳是融合中医的阴阳五行、经络学及古代的导引术、吐纳术形成的一套内外兼修、柔和、缓慢、轻灵、刚柔相济的中国传统拳术。它属于有氧运动,能放松全身肌肉,改善关节功能及机体的平衡能力,促进血液循环,提高心肺功能。太极拳适合哮喘稳定期的患者,哮喘发作期的患者则不宜进行。

初学者可选择24式简化太极拳,锻炼地点选在公园、广场等空旷场所,对花粉、草粉过敏者可选择室内宽敞的地方;锻炼时间宜选晨起日出之后,每次锻炼30~60 min,以微微出汗为宜,天气变化时建议停止锻炼。

动作要领:

(1)起势:两脚开立,两臂前举,屈膝按掌。

(2)左右野马分鬃:收脚抱球,左转出步,弓步分手。后坐撇脚,跟步抱球,右转出步,弓步分手。后坐撇脚，跟步抱球，左转出步，弓步分手。

（3）白鹤亮翅：跟步抱手，坐腿转腰，虚步分手。

（4）左右搂膝拗步：左转落手，右转收脚举臂，出步屈肘，弓步搂推。后坐撇脚，跟步举臂，出步屈肘，弓步搂推。

（5）手挥琵琶：跟步展手，后坐挑掌，虚步合臂。

（6）左右倒卷肱：两手展开，提膝屈肘，撤步错手，后坐推掌。

（7）左揽雀尾：右转收脚抱球，左转出步，弓步掤臂；左转随臂展掌，后坐右转下捋；左转出步搭腕，弓步前挤；后坐分手，屈肘收掌，弓步按掌。

（8）右揽雀尾：后坐扣脚，右转分手，回体重收脚抱球；右转出步，弓步掤臂，右转随臂展掌；后坐左转下捋，右转出步搭手，弓步前挤；后坐分手，屈肘收掌，弓步推掌。

（9）单鞭：左转扣脚，右转收脚展臂，出步勾手，弓步推举。

（10）云手：右转落手，左转云手；并步按掌，右转云手；出步按掌，重复2次。

（11）单鞭：斜落步右转举臂，出步勾手，弓步按掌。

（12）高探马：跟步，后坐展手，虚步推掌。

（13）右蹬脚：收脚收手，左转出步；弓步划弧，合抱提膝；分手蹬脚。

（14）双峰贯耳：收脚落手，出步收手，弓步贯拳。

（15）转身左蹬脚：后坐扣脚，左转展开，回体重合抱提膝，分手蹬脚。

（16）左下势独立：收脚勾手，蹲身仆步；穿掌下势，撇脚弓腿；扣脚转身，提膝挑掌。

（17）右下势独立：落脚左转勾手，蹲身仆步，穿掌下势；撇脚弓腿，扣脚转身，提膝挑掌。

（18）左右穿梭：落步落手，跟步抱球，右转出步，弓步推架。

（19）海底针：跟步落手，后坐提手，虚步插掌。

（20）闪通臂：收脚举臂，出步翻掌，弓步推架。

（21）转身搬拦捶：后坐扣脚，右转摆掌，收脚握拳，垫步搬捶；跟步旋臂，出步裹拳拦掌，弓步打拳。

（22）如封似闭：穿臂翻掌，后坐收掌，弓步推掌。

（23）十字手：后坐扣脚，右转撇脚分手，移重心扣脚划弧，收脚合抱。

（24）收势：旋臂分手，下落收势。

八段锦

八段锦是一套健身养生法，动作柔和舒缓，习练时可以充分放松身体，调节精神。练习过程需配合腹式呼吸，使呼吸逐渐做到"深、长、细、缓、匀、柔"。研究证实，八段锦能提高肢体力量，协调腹肌、膈肌在呼吸运动中的活动，从而改善呼吸功能。整套动作约15 min，可居家练习，也可以选在空气清新的户外场所，不受时间、场地影响，适合哮喘稳定期患者。

动作要领：

（1）两手托天理三焦。

两掌五指分开，腹前交叉，双腿伸直；两掌上托于胸前，内旋向上托起，掌心向上；抬头目视，然后手掌停一停，目视前方；膝关节微屈，两臂下落，两掌心向上捧于腹前。一上一下为1遍，共做6遍。

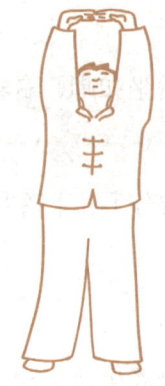

两手托天理三焦

（2）左右开弓似射雕。

左脚向左开步，两掌向上交叉于胸前，两腿扎马步；右拳拉至右胸前，左掌呈八字掌向左推出，把弓拉到最大，目光盯着指尖；然后重心右移，右手划弧，左脚回收，两掌捧于腹前，并步站立。反方向再做1遍，共做3遍。

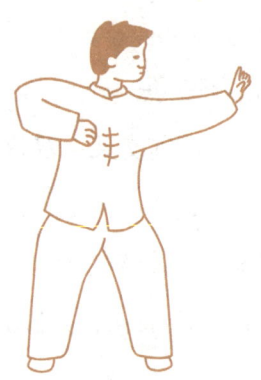

左右开弓似射雕

（3）调理脾胃须单举。

左手掌根上撑,上举至头左上方；右手掌根下按,然后左臂下落于腹前。一左一右为1遍,共做3遍。

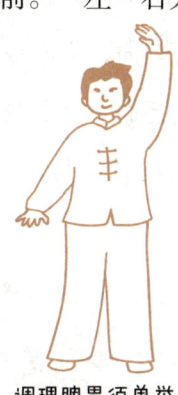

调理脾胃须单举

（4）五劳七伤往后瞧。

两腿微屈挺膝,手臂于两侧伸直；掌心外旋向上,头尽量向后转；目视左斜后方,稍停；两臂内旋收回两侧,两腿微屈,目视前方。一左一右为1遍,共做3遍。

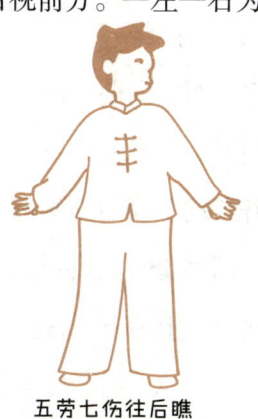

五劳七伤往后瞧

（5）摇头摆尾去心火。

右脚开步站立，两腿微屈，两掌经两侧上举，两腿半蹲为马步，两臂向双腿降落，扶于膝关节上方；身体重心右移，俯身经过右脚面，重心放低，由尾闾穴带动上体向左旋转，经过左脚面。然后身体重心后移，上体后摇，由右向左、向前旋转，身体立起。一右一左为1遍，共做3遍。

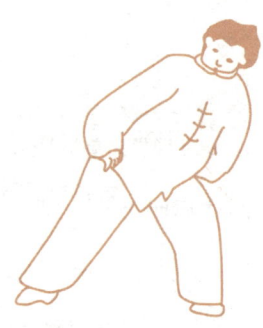

摇头摆尾去心火

（6）两手攀足固肾腰。

两腿挺膝站立，两臂向前、向上，举起掌心向前，目视前方，两臂屈肘，两掌心向下，按至胸前，两掌反穿至背后，沿着脊背向下摩运至臀部，同时上体前屈，两掌沿腿至脚面，两膝挺直，目视前下方；两掌前举上升，脊柱随之升起。一上一下为1遍，共做6遍。

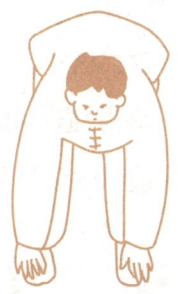

两手攀足固肾腰

(7) 攒拳怒目增气力。

左脚向左开步,脚蹬马步;两掌握拳于腰侧,大拇指在内,拳眼向上,左拳向前冲出,怒目而视,左拳变掌,再旋腕握固成拳,收回腰处。一左一右为1遍,共做3遍。

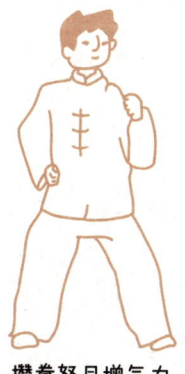

攒拳怒目增气力

（8）背后七颠百病消。

两脚跟提起，头上顶，稍停，目视前方；两脚跟下落，轻震地面。一起一落为1遍，共做7遍。

收势：两掌合于腹前，呼吸均匀，周身放松。

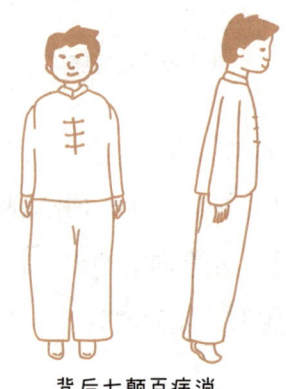

背后七颠百病消

第四节 哮喘患者如何做好情绪管理

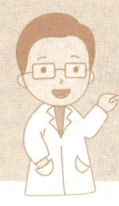

哮喘的发作与情绪也密切相关。患者在心理应激状态下，如恐惧、紧张或悲伤等情绪会引起过度通气，从而增加哮喘发作的风险。压力大时，患者对药物的依从性也会降低，这些都会增加哮喘症状恶化或急性发作的风险，所以积极制定排解情绪压力的目标并采取相应措施至关重要。患者要正确对待哮喘，树立战胜疾病的信心，要清楚哮喘虽然不能根除，但完全可以控制。哮喘患者可以通过以下方式来控制情绪，缓解压力。

了解自己是调节情绪的第一步

哮喘患者可以通过咨询医生，参加社会公益活动和在网络媒体、APP进行线上问询等形式来了解哮喘的相关知识，减轻自身的紧张情绪。哮喘患者也可以通过学习自我管理工具的使用，如通过做ACT问卷来了解自身哮喘的控制水平，利用PEF监测气道通气的情况，及时发现自己是否有急性发作的先兆，做好预防，减轻紧张、无措的情绪。

通过培养日常爱好转移负面情绪

哮喘患者可以培养一些兴趣爱好，如下象棋、画画、写书法等，这样可以转移注意力，放松心情，劳逸结合；也可以经常听一些舒缓的音乐，沉静心情，舒缓焦虑、抑郁的情绪。

及时寻求专业人士的帮助

如果哮喘患者出现焦虑或抑郁的症状，在不能自我控制时，建议进行心理咨询，必要时进行心理治疗，在心理医师的评估下服用抗焦虑、抗抑郁等精神类药物，进行专业治疗。

学会宣泄自己的情绪

宣泄情绪是人的一种正常的心理和生理需要。若患者的负面情绪无法排解，可以多向朋友倾诉，或者外出旅游，走近大自然，放松心情，也可选择适合的运动来宣泄自己的情绪。

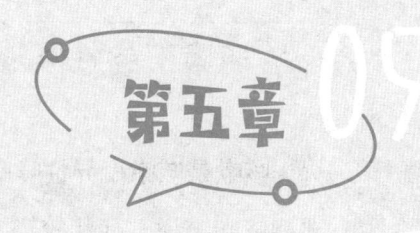

第五章

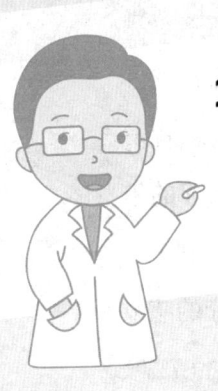

答疑解惑防哮喘

咳嗽变异性哮喘会发展为典型哮喘吗

咳嗽是咳嗽变异性哮喘唯一或主要的症状，相对于典型哮喘来说，症状较轻。但如果咳嗽变异性哮喘没有经过规范治疗或未得到良好的控制，就会导致气道炎症持续存在，气道持续存在高反应性，最终可能发展为典型哮喘。国外一项研究对42例咳嗽变异性哮喘患者进行了为期4年的随访，其中有31%咳嗽变异性哮喘患者发展成了典型哮喘，而在经过吸入用糖皮质激素治疗的患者中，20%得到治愈（咳嗽消失且停药后1年不复发）。我国一项为期2年的随访研究显示，经过规范治疗的咳嗽变异性哮喘患者，有83.33%咳嗽症状明显好转，61.67%咳嗽症状完全缓解或消失，17.02%气道高反应性转为阴性。因此，我们不能轻视咳嗽变异性哮喘，要及早进行积极规范的干预治疗。

 ## 吸烟会导致哮喘吗

吸烟不一定会导致哮喘，但是会增加哮喘发病和发作的风险。哮喘患者吸烟或被动吸烟可能会诱发症状，这是因为香烟的烟雾中含有大量的有害气体和微小颗粒，这些物质进入呼吸道，会损伤气道的结构，引发炎症，从而诱发哮喘。而且吸烟会使哮喘患者对药物治疗的反应变差，使病情难以得到良好的控制，导致病情恶化。研究显示，与不吸烟的哮喘患者相比，吸烟的哮喘患者症状更严重、生活质量更低，需要更加频繁地住院以稳定病情，消耗更多医疗卫生资源；且吸烟会增加哮喘发作的频率，提升致死性哮喘发作的风险，而成功戒烟的哮喘患者在症状及肺功能方面均有改善。所以哮喘患者必须戒烟，医务人员也有责任向哮喘患者告知吸烟对疾病造成的额外风险，并进行戒烟干预。

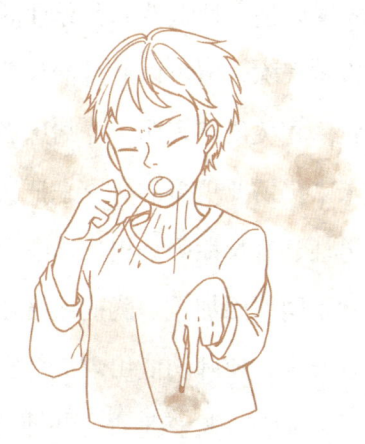

吸烟会增加哮喘发病和发作的风险

哮喘和肺癌有关吗

哮喘和肺癌是2种疾病，二者并无直接关系。

肺癌是原发性支气管肺癌的简称，起源于气管、支气管黏膜或腺体，是最常见的肺部原发性恶性肿瘤。其主要是因为气管、支气管黏膜或腺体的细胞在致癌因素的影响下发生突变，变成不受机体免疫调节控制（人体的免疫机制可以识别并清除癌变或有潜在癌变倾向的细胞）且不断分裂生长的肿瘤细胞，这些肿瘤细胞还可以通过淋巴管、血管等向周围甚至全身扩散。

而哮喘的本质是一种慢性非特异性的炎症，虽然这种慢性炎症很难根除，但可以通过治疗控制炎症反应，缓解哮喘症状。相关研究表明，哮喘患者患肺癌的风险会增加，但未来仍需要更多的研究来证实。所以当我们遇到老年、男性、有长期吸烟史的哮喘患者出现明显消瘦、哮喘症状不明原因加重、胸痛或咯血、抽血检查显示肿瘤标志物升高，或肺功能出现混合性通气功能障碍时，应及时行胸部CT，检查是否合并肺癌。已确诊肺癌的患者若出现呼吸道症状加剧或血清炎症标志物升高等情况，又不能用感染或其他肺部疾病充分解释时，应考虑患者是否合并有支气管哮喘，可以通过肺功能检查进行鉴别。

为什么哮喘容易夜间发作

这主要牵涉到复杂的神经调节，简单来说，在白天，我们的生理活动主要受交感神经支配，交感神经释放的神经递质具有使支气管舒张的作用；而在夜晚，人体的生理活动主要受迷走神经支配，迷走神经与交感神经的作用截然相反，它释放的神经递质会使支气管收缩痉挛，从而引起哮喘发作。另外，人在熟睡时，胃酸容

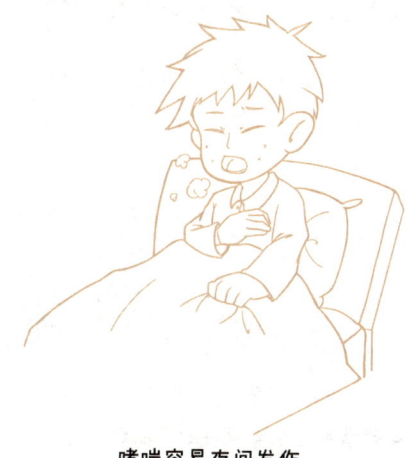

哮喘容易夜间发作

易反流刺激食管，从而波及邻近的支气管而诱发哮喘。对于合并鼻炎、鼻窦炎的患者，睡眠姿势不当可能导致吸入分泌物，引起咳嗽、气促。

哮喘患者家中需常备哪些药物或设备

哮喘患者家中需常备哮喘缓解药物，如沙丁胺醇气雾剂。还有哮喘控制药物，多为吸入用糖皮质激素/长效 β_2 受体激动剂复合制剂。另外，曾经有过严重哮喘发作或已经有活动后气促的哮喘患者，建议家中配备制氧机。

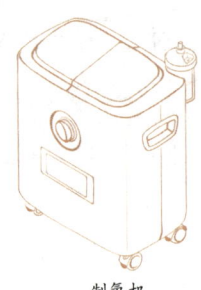

制氧机

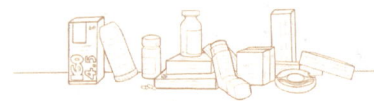

哮喘相关药物

哮喘患者家中需常备的药品和设备

哮喘患者在什么情况下需要使用抗生素

哮喘稳定期一般不需要使用抗生素，大多数哮喘发作也不必常规应用抗生素。但如果哮喘发作时，由于支气管痉挛和气道内分泌物增多、激素的应用抑制机体抵抗力等原因，可能并发呼吸道和肺部感染，如出现发热、有脓性痰或拍胸片提示有肺炎，这时需给予抗生素治疗。总之，除非有明确的细菌感染的证据，否则医生不会贸然选择使用抗生素治疗，患者也应注意，不能随意购买抗生素口服治疗。

 ## 哮喘患者能接种流感疫苗吗

流感病毒感染可以引起哮喘发作或加重哮喘症状，因此容易受感染的人群可以考虑接种流感疫苗，从而减少因为感染流感病毒而引起的哮喘发作。处于哮喘急性发作期的患者应暂缓接种疫苗，建议在哮喘慢性持续期和哮喘临床缓解期再接种疫苗。同时应注意，流感疫苗可能是一种潜在的过敏原，也可能存在诱发哮喘发作的风险，如出现过敏反应，应停止接种。接种流感疫苗时应携带缓解类药物，密切观察自身情况，防止引起哮喘急性发作。流感疫苗接种的过程中，如哮喘病情出现反复或加重的情况，需暂缓接种。

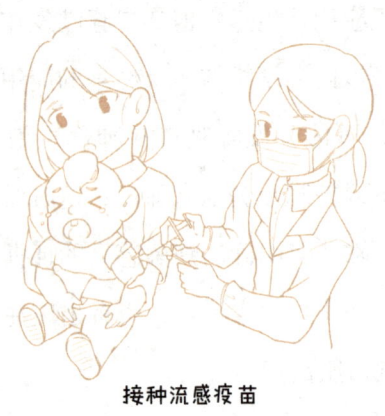

接种流感疫苗

关于妊娠与哮喘的小知识

1. 得了哮喘可以怀孕吗

已确诊哮喘的患者如打算怀孕，建议在哮喘已经得到良好控制、处于哮喘稳定期，再进行备孕。

2. 妊娠期使用哮喘药物安全吗

妊娠期哮喘的严重程度可能改善、加重或保持不变，治疗原则与非妊娠患者相似。虽然妊娠期用药可能产生副作用，但未控制的哮喘会导致孕妇发生子痫或妊娠高血压，还可增加围产期病死率、早产率和低体重儿的发生率。总体而言，如果妊娠期哮喘急性发作，建议使用药物控制病情。

那么，妊娠期使用哮喘药物的安全性如何呢？在回答这个问题前，我们需要先了解一下美国食品药品监督管理局（FDA）妊娠期用药分类法（A类、B类、C类、D类和X类），该分类法是基于动物研究结果、人类研究数据以及在妊娠期间使用某种药物是否利大于弊来考虑的。其中，A类：在孕妇中研究证实无危险。B类：在动物研究中无危险性，但人类研究资料不充分，或者对动物有毒性，但人类研究无危险性。C类：动物研究显示毒性，人类研究资料不充分，但用药时可能患者的受益大于危险性。D类：已证实对人类有危险性，但仍可能受益多。X类：对人类有致畸作用，危险性大于受益。目前临床上使用的哮喘药物基本上不能证实属于A类、D类和X类，多数属于B类和C类。

哮喘常用药物FDA妊娠风险分类

FDA 分类	哮喘常用药物
B类	布地奈德、孟鲁司特、扎鲁司特、氯雷他定
C类	氨茶碱、沙丁胺醇、福莫特罗、沙美特罗、甲泼尼龙、泼尼松龙、泼尼松、氟替卡松

● 3. 如何做好妊娠期哮喘管理

（1）加强对哮喘的认识：通过咨询医生、浏览网络或阅读医院科普读物等途径，了解哮喘发作的症状、体征，能够自我识别哮喘急性发作。

（2）学会正确使用哮喘药物。

（3）学会哮喘急性发作的自我处理。

（4）肺功能监测：每日定时使用呼吸峰流速仪监测PEF，计算其昼夜变化率，直至分娩前。

（5）避免环境诱发因素：妊娠期哮喘患者应避免接触过敏原和气道刺激性物品，以降低诱发哮喘发作或加重的概率。

（6）戒烟：吸烟容易导致哮喘发作，增加药物的使用。吸烟还可能导致流产、胎盘早剥、早产、早产低体重儿和异位妊娠等情况，因此在妊娠期戒烟至关重要。